给你最好的视力

养眼

白极　张丹　编著

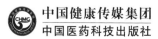

中国健康传媒集团

中国医药科技出版社

内容提要

现代人几乎每天都对着电脑、手机，再加上空气质量下降等，对于眼睛的伤害不可小觑。当眼睛开始发出疲劳、干涩、视物不清等一系列信号的时候，就是在提醒您要保护它了。

本书通过介绍眼睛的构造，解密眼睛与经络穴位、五脏六腑和气血的关系，帮助读者用按摩穴位和饮食调理的方法，治疗和预防各种常见的眼部疾病，同时附上简单实用的小窍门、小偏方，让您做好眼部保健，时刻拥有一双明亮、健康的眼睛。

图书在版编目（CIP）数据

养眼 / 白极，张丹编著. —北京：中国医药科技出版社，2017. 2 (2025.4重印).
ISBN 978-7-5067-8924-0

Ⅰ.①养⋯　Ⅱ.①白⋯ ②张⋯　Ⅲ.①眼 – 保健 – 基本知识　Ⅳ.①R77

中国版本图书馆CIP数据核字(2016)第326804号

养眼

美术编辑	陈君杞
版式设计	大隐设计

出版　中国健康传媒集团 ｜ 中国医药科技出版社

地址　北京市海淀区文慧园北路甲 22 号

邮编　100082

电话　发行：010-62227427　邮购：010-62236938

网址　www.cmstp.com

规格　710×1000mm $\frac{1}{16}$

印张　11$\frac{1}{2}$

字数　150 千字

版次　2017 年 2 月第 1 版

印次　2025 年 4 月第 5 次印刷

印刷　大厂回族自治县彩虹印刷有限公司

经销　全国各地新华书店

书号　ISBN 978-7-5067-8924-0

定价　29.80 元

获取新书信息、投稿、为图书纠错，请扫码联系我们。

前言

"眼睛是心灵的窗户"是人们形容眼睛时最喜欢用的一句话。同样的，在我国也用明眸皓齿、柳眉杏眼、双瞳翦水、盈盈秋水等诸多华丽而又形象的辞藻来形容眼睛的美好。古人更用三个"目"字叠在一起，创造出"瞐（音 mò）"，用以形容美目、目深、美丽的样子。古今中外，形容眼睛的字、词一直层出不穷，恰恰说明了人们对于眼睛的重视。而眼睛之所以能成为"灵魂的窗户"，能够"盈盈有光"，是因为眼睛能够通过瞳孔的扩张和缩小、眼球的转动、眼皮的张合程度及目光的凝视来传神。

位于五官之首的眼睛，看似不大，却堪比一台精密的探索仪器，带着我们认识这个世界，并且传递出自己的思想情愫。据调查研究显示，人们在欢欣愉悦时，瞳孔会扩大；在讨厌、憎恶、受刺激时，瞳孔会收缩；在恐慌、兴奋、激动时，瞳孔扩大到平时的 4 倍；在心不在焉时，眼睛会放空无神；在说谎时，眼光会闪烁、游移不定……这些，都是因为眼睛的构造精密，与人体有着千丝万缕的关系。

正是因为这些千丝万缕的关系，作为视觉感觉器官的眼睛，才能反映出许多全身系统性疾病。同时为了"捕捉"光的讯息，眼睛必须暴露于体表，这也增加了其受外伤和被外界病原体侵袭的机会。而眼部的疾病，最终都会影响视觉功能，视觉功能一旦丧失，不仅患者会陷入黑暗的深渊，也会给家庭、社会带来负担和不幸，因此，做好眼睛的保健、调理工作，十分重要。

我们的先辈们很早就开始了对眼病的防治与研究。早在晚唐时期的《龙树菩萨眼论》对于眼的解剖、生理等基础理论的认识已经较为深入而系统，尤其是其中特别详细地说明了治疗白内障的方法。到了宋元时期，中医眼科已经逐渐从中医学大体系中独立分为专科，自此之后，中医眼科逐渐完善，成为预防及治疗

养眼

眼部疾病的重要学科，更成为我国宝贵文化遗产的一部分。

　　鉴于此，本书结合中医学与西医学的不同视角，科学而详细地为大家解密眼睛构造，让大家了解视觉、视力的形成及其影响因素；指出十二经脉、气血、五脏和多种慢性疾病与眼睛存在的关系，并详细列出按摩、食疗等方法，帮助调理眼部疾病。除此之外，对于青少年、中老年、孕期女性等特殊人群用眼健康也作了特别介绍，让大家有针对性地进行眼部保健，并且对于眼镜的配戴、眼部整形美容等皆有所涉及。全书内容详实、通俗易懂、可操作性强，堪称眼部经络与眼部保健的百科全书。

　　通过本书，大家可以运用安全有效的方法，改善眼睛"亚健康"，做好眼部保健，拥有更加明亮、有神、会说话的双眸。

编　者

2016 年 12 月

目录

第一章

走近眼睛了解我们的"心灵之窗"

了解眼睛构造，探索眼秘密

● 眼睛秘密实在多，都来问问为什么

让我们先通过几个简单的问题，来初步了解一下我们这最熟悉却又最陌生的五官之首——眼睛吧。

1. 我们的眼球为什么会有不同颜色

世界上总体来说分为四大人种：黄种人、白种人、棕色人种和黑种人，他们都有各自的特点。黄种人有着黑眼珠，而白种人有着蓝色或者绿色眼珠。不同种族的人，眼珠的颜色也会不同，这是为什么呢？

眼珠由角膜、虹膜以及瞳孔等组成。角膜无色透明，瞳孔是不变色的，因此，人类眼珠的颜色取决于虹膜的颜色。

人类眼球的虹膜是由五层组织构成的。这五层分别为内皮细胞层、前界膜、基质层、后界膜及后上皮层。其中，前界膜、基质层和后上皮层中含有很多色素细胞，这些细胞中所含有的色素量的多少决定了虹膜的颜色。色素细胞中所含的色素越多，虹膜的颜色就越深，眼珠的颜色也就越发黑色；而若色素含量越少，

虹膜的颜色就越浅，从而眼珠的颜色就越淡。更重要的是，细胞的色素含量与皮肤颜色一致，还与种族的遗传相关。白种人的虹膜中色素含量少，所以眼珠呈现蓝色甚至灰色；黄种人、黑种人和棕色人种的虹膜色素含量多，因此眼珠看上去发深，多是黑色或是深棕色。

2."眼跳"是怎么一回事？是"福"还是"祸"

"眼跳"，即眼皮跳，它的学名是"眼睑震颤"，在临床上是一种常见的症状，主要是因为眼睑内一条很薄的肌肉——轮匝肌反复收缩。眼跳对眼睛的危害不是很大，不必过于担心。

（1）引起"眼跳"的常见原因

①用眼过度，身体不适。用眼过度，身体不适时，眼部肌肉会不由自主地抽动，引起"眼跳"。这种抽动往往是由于局部支配眼部肌肉的神经纤维紧张性增高而引起的，常常是偶发性的，一天出现一次或两三次，每次"跳"几下，持续 1 ~ 2 秒。一般不需要用药，在适当的休息之后，症状就会减轻或消失。

②眼部炎症。有些时候，"眼跳"除眼皮跳动之外还伴有眼睛异物感、烧灼感、眼睛充血等症状。这是由于眼部炎症，如结膜炎、沙眼等引起的。用药物治疗后，症状就会消失。

③支配眼部肌肉的神经纤维受到炎症刺激或压迫。这种情况比较少见。发作时，每次"眼跳"持续几秒钟，阶段性加重，并反复发作。尤其是在紧张情况下，更容易诱发"眼跳"。当发生这种情况时，需及时前往医院检查就诊，并根据专科医生的指导用药。

"眼跳"确实可以反映出我们身体的某些不适，但在平常生活中所讲的"左眼跳财，右眼跳灾"之说，并没有科学依据。

关于"眼跳"的医治方法，一要注意休息，避免用眼过度；二是到医院检查，根据专科医生的建议处理。

（2）放松眼睛的 5 个小方法

在繁重的学习工作之余，大家可以按照以下几种方法来放松眼睛，缓解用眼过度。

①眼珠运动法。头向上下左右旋转时，眼珠也跟着一起移动。

②眨眼法。头向后仰并不停地眨眼，使血液畅通。眼睛轻微疲劳时，只要做 2 ~ 3 次眨眼运动即可。

③热冷敷交替法。一条毛巾浸比洗澡水还要热一点的热水，另一条毛巾浸加了冰块的冷水，先把热毛巾放在眼睛上约 5 分钟，然后再放冷毛巾 5 分钟。

④眼睛体操。中指指向眼窝和鼻梁间，手掌盖脸来回摩擦 5 分钟。然后脖子各向左右慢慢移动，接着闭上双眼，握拳轻敲后颈部 10 下。

⑤看远看近法。看远方 3 分钟，再看手掌 1 ~ 2 分钟，然后再看远方。这样远近交换几次，可以有效消除眼睛疲劳。

3. 为什么眼睛不怕冷呢？迎风流泪又是怎么回事

冬天，屋外寒风刺骨，我们也常常手脚冰凉。这时候，就算我们穿上厚衣棉鞋，戴上棉帽，如此这般全副武装，还是常常被冻得需要依靠不停跺脚来取暖。不过，你也许会发现，同样暴露在外的眼睛却不怕冷。即使眉毛结冰睫毛上霜，而双眼却照样顾盼自如，丝毫没有一点冷的感觉。那么，这是为什么呢？

首先需要解释人为什么会感觉到冷。人体体表不均匀地分布着众多可以感受到冷暖变化的感受器（也称"冷点"和"热点"）。一般来说，冷点要比热点多。一般情况下，当外界温度下降时，皮肤温度也随之下降，这样就刺激了体表的冷点，冷点再通过神经系统传递给大脑，从而使人感觉到冷。

而眼睛的构造比较奇特，虽然在构成眼球的结构上有极丰富的触觉和痛觉神经，却没有管冷的神经。更重要的是，角膜和巩膜是缺少血管的透明组织，几乎没有什么散热作用，可以缓冲寒冷传导到眼球里的作用，加上有一层眼睑保护，给眼球热量，所以眼球尽管露在外面，也不怕冷。

当然，眼睛之所以不怕冷，除以上原因，还由于眼睑不断开合、眼球不停转动，从而产生丰富热量的缘故。所以即使在数九寒天，眼球表面的温度也基本都在 10℃以上。

那么，既然眼睛不怕冷，为什么冷风拂面时，我们会流泪呢？这就需要从眼睛的泪器结构上找原因了。每个人的眼睛都有一套精致的泪器，它包括泪腺、泪小点、泪小管、泪囊和鼻泪管这几个部分。位于眼眶外上方的泪腺分泌的泪液，流到眼睛的角膜和结膜上，能起到湿润、保护眼睛的作用。然后，泪液通过眼睛内侧的泪小点，依次流进泪小管、泪囊、鼻泪管，最后进入鼻腔。

一般情况下，泪液分泌比较少，所以我们不会感觉到鼻腔里有泪液的存在。当冷风拂面时，寒冷会刺激双眼，使本来就很细的泪小管和鼻泪管收缩，从而导致泪管阻塞，泪液便无法从正常的途径流走，于是便"夺眶而出"。但过一会儿，泪小管和鼻泪管适应了寒冷的刺激，收缩就会停止，流泪的现象就会消失。由此看来，"迎风流泪"并不是眼睛的冷点对温度的直接感受，而是泪器适应寒冷的一种短暂生理反应。

4. 我们的眼皮为什么会肿

晨醒时分，在我们好不容易与温暖被窝的诱惑抗争胜利之后，却又懊恼地发现镜子里的自己成了"泡泡眼"，这又是什么原因呢？

引起眼睑水肿的原因有很多，根据其原因不同可以将眼睑水肿总体上分为生理性和病理性两种。

（1）生理性眼睑水肿

生理性水肿大多是由于夜间睡眠不好或睡时枕头太低，影响了面部血液回流。眼肿、眼袋的出现不但与睡眠有关，也和每个人的生活习惯息息相关。皮肤专家指出，睡前饮用过多酒精或高盐分的食物和饮料，以及流泪、睡眠不足都会导致双眼浮肿，这是因为体内多余液体集中积聚在眼周皮肤之下所致。这种眼睑水肿多见于健康人，对身体没有什么影响，常能自然消退。

（2）病理性眼睑水肿

病理性眼睑水肿又分炎症性眼睑水肿和非炎症性眼睑水肿。前者除眼睑水肿外，还有局部的红、热、痛等症状，引起的原因有眼睑的急性炎症、眼睑外伤或眼周炎症等。

后者大多没有局部红、热、肿等症状，常见原因是过敏性疾病或对眼药水过敏，心脏病，甲状腺功能低下，急、慢性肾炎以及特发性神经血管性眼睑水肿，这些疾病引发的症状，除了眼皮浮肿之外，还有诸多其他症状。例如患上肾病也会使眼睛浮肿。但一般来说，此时除了眼部会浮肿外，患者手指、脚趾及脚踝也会变得浮肿。这都需要到医院做彻底的检查与治疗，切不可掉以轻心，愈早愈好，以免延误病情。

食物的过敏、灰尘、花粉，甚至脸上其他部位的过敏性皮肤发疹等，也会引起严重的眼部浮肿。此类病症若是没有得到很好的治疗，暂时性的浮肿可能会变成永久性的。所以如果怀疑是过敏的话，千万不可掉以轻心。

5. 是红还是绿？这是个问题

（1）色盲症的发现

18世纪英国著名的化学家兼物理学家道尔顿，在圣诞节前夕买了一件礼物——一双"棕灰色"的袜子，送给妈妈。妈妈看到袜子后，感到袜子的颜色过于鲜艳，就对道尔顿说："你买的这双樱桃红色的袜子，让我怎么穿呢？"道尔顿感到非常奇怪，袜子明明是棕灰色的，为什么妈妈说是樱桃红色的呢？疑惑不解的道尔顿又去问弟弟和周围的人，除了弟弟与自己的看法相同以外，被问的其他人都说袜子是樱桃红色的。然而，道尔顿对这件小事没有轻易地放过，他经过认真的分析比较，发现他和弟弟的色觉与别人不同，原来自己和弟弟都是色盲。道尔顿虽然不是生物学家和医学家，却成了第一个发现色盲症的人，也是第一个被发现的色盲症患者。为此他写了篇论文《论色盲》，成为世界上第一个提出色盲问题的人。后来，人们为了纪念他，又把色盲症称为道尔顿症。

（2）色盲与先天性色盲

色盲，术语名为先天性色觉障碍，是指不能分辨自然光谱中的各种颜色或某种颜色的一种疾病，以先天性因素为多见。

人类的视网膜有两种细胞，一种为杆状细胞，主管夜间视力；另一种为锥状细胞，主管白昼视力和色觉。而锥状细胞有三种色觉细胞，分别是红色、绿色和蓝色色觉细胞，这些细胞90%以上分布在眼底的"黄斑部"。经由此三种色觉细胞的交互作用，可感受由深靛蓝紫色到鲜红色各种不同的颜色。锥状细胞的色素形成则是由遗传基因来控制，当遗传基因发生异常时，就会丧失或改变某一种或所有的色觉，形成所谓的"部分色盲"或"全色盲"。这种因为先天基因异常引起的色盲就是先天性色盲。

（3）色盲的遗传

一般认为，红绿色盲决定于 X 染色体上的两对基因，即红色盲基因和绿色盲基因。红绿色盲的遗传方式是 X 连锁隐性遗传。男性仅有一条 X 染色体，因此只需一个色盲基因就表现出色盲。女性有两条 X 染色体，因此需有一对致病的等位基因才会表现异常。举个例子来讲，一个正常女性如与一个色盲男性婚配，父亲的色盲基因可随 X 染色体传给他们的女儿，不能传给儿子。女儿再把父亲传来的色盲基因传给她的儿子，这种现象称为交叉遗传。

（4）不是只有"红绿"才是问题

色盲可分为全色盲和部分色盲，部分色盲又包括了红色盲、绿色盲、蓝黄色盲等。临床上把红色盲与绿色盲统称为红绿色盲，是色盲中比较多见的，所以，我们平时所说的色盲也是首指红绿色盲。但事实上，并不是只有"红绿"才是问题。

如全色盲者是完全性视锥细胞功能障碍，对他们来说，仅有明暗之分，而无颜色差别。它是色觉障碍中最严重的一种，临床上非常少见。再如蓝黄色盲，只是对蓝黄色辨别不清，对红、绿色却可辨别，临床上也比较少见。

说到色盲，就不可避免还得提一下"色弱"这个概念。

色弱，是指对颜色的辨别能力差，色弱者，虽然能看到正常人所看到的颜色，但辨认颜色的能力迟缓或很差，在光线较暗时，有的患者几乎和色盲差不多，或表现为色觉疲劳。色弱与色盲一般不易分开，均以先天性因素为多见。

色弱，分全色弱以及部分色弱。全色弱的色觉障碍比全色盲的程度要低，其视力并无任何异常，也没有全色盲的其他并发症；部分色弱，同样包括红色弱、绿色弱和蓝黄色弱等，其中红绿色弱较多见，患者对红、绿色感受力差，在照明不足的情况下，其辨色能力近于红绿色盲；但物体色深而鲜明且照明度佳时，其辨色能力则接近正常。

（5）色盲可以治疗吗

色盲是一种遗传疾病，所以目前尚无有效的治疗方法。

如果是视器官疾病引起的，多伴有视力障碍及视野暗点。视网膜疾病常伴黄蓝色觉异常，而视神经疾病常伴红绿色觉障碍。

早期青光眼可以出现黄蓝色觉障碍，随着病情进展，出现红绿色觉障碍，甚至全色觉障碍。

后天性色觉障碍的防治主要是治疗原发病，原发病治愈和好转，色觉障碍也常常随之消失或减轻。

目前比较推荐的方法是使用色觉矫正镜。色盲矫正镜是以补色拮抗为根据，在镜片上进行特殊镀膜，产生截止波长的作用。通过佩配色觉矫正镜，可正确辨认原来本无法辨认的色盲图，以达到矫正色觉障碍的目的，但不能彻底治愈色盲症。

6. 为什么切洋葱的时候，总是泪眼汪汪

眼泪源自切割洋葱组织时所散发出的一种挥发性油脂的刺激。这些油脂含有氨基酸亚砜一类的有机分子，赋予葱属植物特殊的味道，切割洋葱组织会释放这种物质，从而引起泪眼汪汪。

要想避免切洋葱时眼泪汪汪的尴尬，可以试试以下方法：

① 在切洋葱前，先将切菜刀浸在冷水中，片刻之后再切洋葱时就不会因受挥发物质刺激而流泪了。

② 将洋葱对半切开后，先泡入凉水一会儿之后再切，这样也不会流泪。

③ 把洋葱放微波炉稍微热一下，破坏刺激眼睛的物质后，切起来也不流泪。

④ 将洋葱浸入热水中 3 分钟后再切。这种方法与第②③种方法有异曲同工之处。

⑤ 戴着泳镜切洋葱。

⑥ 屏住呼吸切。

⑦ 切洋葱时，可以在砧板旁点支蜡烛以减少洋葱的刺激气味。

◉ 眼球不大，构造复杂

大致了解了眼睛的秘密，那么眼睛的构造又是什么样的呢？眼睛虽然体积

小，但却是一个非常复杂的器官。

人类的眼睛近似球形，位于眼眶内。正常成年人其前后径平均为 24 毫米，垂直径平均 23 毫米。最前端突出于眶外 12 ~ 14 毫米，受眼睑保护。其中眼球包括眼球壁、眼内腔和内容物、神经、血管等组织。眼球作为眼睛的中心部分，虽个头不大，但构造绝对复杂。

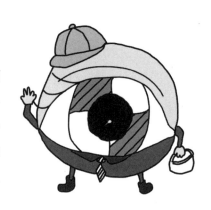

现在就让我们由外至内，进入眼球的"世界"。

1. 眼球壁

眼球壁主要分为外、中、内三层，外层由角膜和巩膜组成，前 1/6 为透明的角膜，所有的光都必须通过角膜进入眼睛；其余 5/6 为白色的巩膜，俗称"眼白"，巩膜质地坚硬，用于保持眼睛的形状。

中层具有丰富的色素和血管，包括虹膜、睫状体和脉络膜三部分。其中，虹膜是眼睛中有颜色的那一部分。它的颜色由结缔组织和色素细胞的颜色决定。所以才会有的人眼睛是蓝色，有的人眼睛是棕色。虹膜位于瞳孔外围，可通过肌肉作用调节自身的大小。它有两块肌肉，分别是扩张肌和括约肌。扩张肌能够使虹膜变小，瞳孔变大，让更多的光线进入眼睛；而括约肌能够使虹膜变大，瞳孔变小，从而让更少的光线进入眼睛。

内层为视网膜，这是一层透明的膜，也是视觉形成的神经信息传递的第一站。它是眼睛的感光部分，包含对昏暗光线敏感的视杆细胞，以及对色彩和细节敏感的视锥细胞。在视网膜中，还有一种叫作视紫质（也叫作"视紫红质"）的化学物质。这种化学物质能够将光线转化为电子脉冲，传送给大脑，大脑对这种电子脉冲做出解译，从而产生了视觉。

2. 眼内腔和内容物

眼内腔包括前房、后房和玻璃体腔。眼内容物包括房水、晶状体和玻璃体，其中房水和玻璃体由晶状体隔开。

（1）**房水**

角膜之后，虹膜和晶体之前的空隙叫前房，其周围称前房角；虹膜之后，睫状体和晶状体之间的环形间隙叫后房。充满前、后房的透明液体叫房水。房水是在睫状体中产生的，并通过巩膜静脉窦流出。

房水的主要成分是水，含有少量的氯化物、蛋白质、维生素 C、尿素和无机盐等，呈弱碱性，具有以下三大功能：

① 营养角膜。房水为眼内组织，尤其是角膜和晶状体，提供营养及氧气，并排出其新陈代谢产物。

② 维持眼内压。房水的产生和排出与眼内压关系密切，正常时两者处于平衡状态。当某种因素导致平衡失调时，即可引起眼压增高或降低，对眼组织和视功能造成障碍。

③ 屈光。房水也是屈光间质之一，因此也具有屈光的作用。

（2）**晶状体**

晶状体是富有弹性的透明体，位于虹膜、瞳孔之后，玻璃体之前。其形如双凸透镜，后表面的凸度大于前表面的凸度，也是重要的屈光间质之一。晶状体的营养主要来自房水，新陈代谢非常复杂；当代谢障碍或囊膜受损时，晶状体就变混浊，形成白内障而影响视力。此外，晶状体的弹性会随着人年龄的增加而减弱，从而导致调节作用减退，出现老视。

（3）**玻璃体**

玻璃体是透明、无血管、无神经，并具有一定弹性的胶体。充满在晶状体后的空腔内，也是眼屈光间质之一。玻璃体主要由胶原纤维及酸性黏多糖组成，其表层致密，形成玻璃样膜。其营养来自脉络膜和房水，本身代谢极低，无再生能力，脱失后留下的空隙由房水填充。当玻璃体周围组织发生病变时，玻璃体代谢也受到影响而发生液化、变性和混浊。与此同时，玻璃体还起着支撑视网膜和维持眼内压的作用。如果玻璃体脱失、液化、变性或形成机化条带，不但影响其透明度，还容易导致视网膜脱离。

周边构造，相互配合

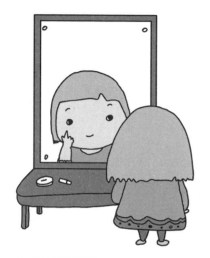

眼是视觉器官，它由三部分组成，除了前面介绍的眼球，还有视路和附属器这两个部分。

1. 视路

视神经是中枢神经系统的一部分。视网膜所得到的视觉信息，经视神经传送到大脑。视路是指从视网膜接受视信息到大脑视皮层形成视觉的整个神经冲动传递的路径。

2. 眼的附属器

（1）眼眶

眼眶为四边锥形的骨窝，由额骨、蝶骨、筛骨、腭骨、泪骨、上颌骨、颧骨等 7 块骨头组成，深约 5 厘米，容积为 25 ~ 28 毫升。有上、下、内、外四个壁，眼眶外侧壁较厚，其前缘稍偏后，眼球暴露较多，有利外侧视野，但同时也增加了外伤的机会。其余三壁骨质较薄，较易受外力作用而发生骨折。

（2）眼睑

眼睑为覆盖于眼球表面的软组织，有上眼睑和下眼睑。眼睑由外向内分为皮肤、皮下组织、肌肉、睑板、睑结膜五层，有保护眼球的作用。由于经常瞬目，故可使泪液湿润眼球表面，使角膜保持光泽，并可清洁结膜囊内灰尘及细菌。

（3）结膜

结膜为一层薄而透明的黏膜，覆盖于睑板及巩膜的表面。根据解剖部位可分为睑结膜、球结膜和穹窿结膜三部分。这三部分结膜和角膜在眼球前面形成一个以睑裂为开口的囊状间隙，称结膜囊。结膜含有分泌腺，能分泌粘蛋白与水样液，以参与组成泪膜，维持眼表保护功能。

（4）泪器

泪器包括泪腺和泪道两部分。泪腺能够分泌泪液，湿润眼球；泪液具有杀菌的作用；泪道则是排泄泪液的通道，由泪点、泪小管、泪囊、鼻泪管组成。

泪腺位于眼睛外段上方，眼泪就产生于其中。眼泪形成之后，最终流入内眼角，进入泪囊，然后通过鼻泪管进入鼻子，因此，哭泣的时候会流鼻涕。当遇到外来刺激时，如小虫进入眼睛，泪腺还会分泌大量的泪液，以冲洗和排除异物。

（5）眼外肌

眼外肌的主要作用是使眼球灵活地向各个方向转动。这一作用的实现，是因为每只眼睛都有6条眼外肌，其中4条直肌，2条斜肌。这6条肌肉之间相互合作、相互协调，确保眼球运动自如，双眼单视。如果某条眼外肌麻痹，肌肉之间便会失去协调，就有可能发生眼位偏斜而出现复视。

看视觉形成过程，破解视觉密码

◉ 从小到大，视觉成长六阶段

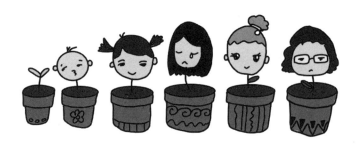

我们的视觉在成长过程中是不断发展变化的，而其变化程度之大，又可以说凌驾于其他感官之上。需要能够正常、清楚地看这个美丽多彩的世界，两眼的视力相等是绝对必要的，因为只有如此，才能建立"立体视觉"，事物之美才能呈现在眼前。

每个人的降生，都来源于母亲，而母亲怀孕期间的所有行为对胎儿出生后的健康成长影响深远。所以，要谈视觉的发育成长，就得从胎儿时期说起。

1. 母亲怀孕第四周起

我们的视觉发育是从何时开始的呢？答案就是胎儿在母亲子宫内的第四周。在这个时候，我们的眼睛非常非常小。可以想象一下，它比针头还要小，而且还被一层薄皮所包裹着。

在母亲怀孕四五个月时，胎儿的眼神经、血管、水晶体和视网膜等开始渐渐发育、慢慢生长。到了第六个月末，胎儿的眼组织已大有发展，然后就在母亲子宫内静静等待着睁开好奇的双眼看见世界的那一天了。

若是母亲在怀孕期间有不当用药、营养不良、抽烟酗酒或感染病毒等情况发生，都可能对胎儿的眼睛造成严重的影响甚至引起先天性眼疾。所以，在第一阶段，母亲是影响我们视力的关键人物。

临床研究发现，在先天不足的小孩当中，弱视的发病率较高。也就是说，弱视的发生与先天体质有密切的关系，如果母亲能在怀孕期间注意保健，这些情况则有可能避免。就如微量元素锌，是胎儿眼球生长发育和视觉功能不可缺少的必需元素，如果妈妈怀孕时体内缺乏锌，就可能导致胎儿弱视的发生。

2. 出生～3个月

当我们出生之时，两个眼球已然成型，拥有丰富的视觉活动，比如见到光会眨眼、闭眼、皱眉，会注视母亲的脸等等。但尽管如此，我们出生后的一个星期内，视力仅有0.01～0.02，并没有完全发育。这时候，严格说来，我们几乎是无法看见东西的。

从出生到三个月的这个时间段，我们的眼球并不会注视固定不动的物体，而会被脸孔、明亮或运动的物体所吸引。所以，这时候我们的眼睛看起来像"斜视"一般。

在三个月大的时候，我们的眼球可以很平稳地"跟随"运动的物体，也能将视线固定在某物体上专心看。所以在这段时间，可以用色彩或运动的物体来吸引婴儿，促进其视觉的发育。如果这段时间视觉发育受阻，可能造成严重的弱视情况发生。

3. 3～6个月

刚出生时，我们的双眼无法同时看一个东西，大约需要到六周之后才可以，而且还要慢慢等到四个月时才会协调得比较好。到六个月时，婴儿才能够真正用双眼同时看物体，获得正常的"两眼视觉"。如果到六个月时，两眼仍然无法同时看一个物品或出现斜视现象，就表示眼睛有问题，需要及时去医院检查。

事实上，直到四个月时，我们对物体的立体视觉才开始建立，这时候的婴儿多数会喜欢红色的物体。六个月大时，小婴儿们的眼睛已有成人的2/3大了。

在这个阶段，我们的视网膜已经有很好的发育，对距离的判断也开始逐渐发展，可以由近看远、由远看近，也能看清楚一件物品上比较细微的部分。

4. 6个月~4岁

一岁之前的视力为"可塑期"。在此期间，如果有问题产生，视力将无法发育，甚至有可能退化。

到了一岁，我们的视力进一步全面发展，眼与手及身体的协调更自然。在这一阶段，我们的眼球逐渐成熟，可学习分辨上、下、左、右不同的方向。

三岁时候，立体视觉的建立已接近完成，这时期应该做第一次眼科检查。在二到四岁这个年龄段，我们喜欢看图片、图画书及画画，我们会被那些美丽的图案和色彩深深吸引。

5. 5~7岁

这一阶段，我们的视力逐渐发育至成人水平，正常视力应为1.0左右，假若没有达到正常视力，就需要查出原因。在此阶段，如果发现儿童的视力是弱视，尚有补救机会，不过最佳的治疗时间是六岁。

6. 8~9岁

在这个时间段，我们的视力发育已经完成，一般不会再有什么变动了。我们可以自然而完整地看见这个千姿百态的世界，同时可以自由地展现眼睛的迷人魅力。

然而，如果在这个阶段才发现有弱视或没有立体感视觉的情况，想要进行矫正治疗，恐怕结果就不容乐观了。

◉ 发育精密，视觉成像很奇妙

1. 眼睛的构造及其折光系统

视觉的感受器是视网膜上的感光细胞，光线须经过一系列的聚光器官，最后才能折射并聚焦在视网膜上，而眼球就是这一系列的聚光器官。

眼球的虹膜中间有一个孔称为瞳孔，它随光线的强弱而调节其大小，光线最先经过瞳孔进入眼睛。眼球的内层为视网膜和部分视神经。视网膜上有感光细胞，具有敏锐的视觉、颜色和空间细节辨别力。在离中央窝 15° 附近，神经节细胞在此聚集成束形成视神经而进入大脑。

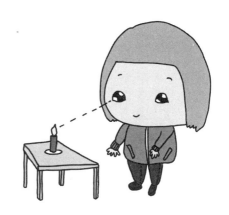

眼球内容物如晶状体、房水和玻璃体，都是屈光介质。当眼球注视外物时，由于角膜、虹膜以及这些屈光介质的调节作用，物像才得以聚集在视网膜的适当部位上。

2. 视网膜的工作原理

光线进入我们的眼睛后，首先通过角膜，然后分别透过房水、晶状体和玻璃体，最后到达眼睛的感光组织——视网膜。

当光线接触到视网膜中的视杆细胞和视锥细胞时，会发生一系列复杂的化学反应。视网膜的视杆细胞和视锥细胞的外段都含有感光性化学物质。在视杆细胞中，这种化学物质叫作视紫质，而在视锥细胞中的则叫作色素。

视网膜被黑色素所覆盖，就像是照相机的内部是黑色的一样，这样可减少对光线的反射。视网膜的中心区域叫作黄斑，完全由密密麻麻的视锥细胞组成，这个区域负责实现清晰而复杂的视物功能。光线进入眼睛后，会接触到感光性化学物质视紫质。而视杆细胞的细胞膜带有电荷，当光线激活视紫质时，会在细胞周围产生电流。随着光线的增多，更多的视紫质被激活，也就会产生更强的电流。最后，电子脉冲被传到神经节细胞，再传到视神经。

这些视神经在视交叉处汇集。在视交叉处，视网膜内部的神经纤维会通往另一侧大脑，而视网膜外部的神经纤维则通往同侧大脑。这些纤维最终到达大脑后部的基本视觉皮层，大脑在这里将电子脉冲解译为视觉信号。有些视觉纤维通往大脑的其他部分，有助于控制眼睛的活动、瞳孔和虹膜的反应，以及行为方式。

最后，必须重新形成视紫质，才能重复进行产生视觉的过程。

当然，眼睛还有多个不同角度的表面，会使光线朝不同的方向弯曲。分别是：空气与角膜正面的交界面；角膜背面与房水的交界面；房水与晶状体前端的交界面；晶状体后端与玻璃体的交界面。如果一切正常，光线穿过这四个交界面后，就能够清晰地在视网膜上成像。如果无法准确地聚焦，就会发生近视或远视。

3. 视觉现象及其规律

（1）视觉适应

适应即指感受器在刺激物的持续作用下所发生的感受性的变化。适应既可引起感受性的提高，也可导致感受性降低。古诗"入芝兰之室，久而不闻其香"就是对适应的一种描述。视觉的适应最常见的类型是明适应和暗适应。

明适应又称光适应。当我们从由昏暗处到光亮处，特别是在强光下，最初一瞬间会感到光线刺眼，几乎看不清外界物体，几秒钟之后才能逐渐看清物体。这种对光的感受性下降的变化现象称为明适应。明适应的时间很短，最初约30秒内，感受性急剧下降，之后感受性下降逐渐缓慢，大约在1分钟左右明适应就全部完成。

在相反的情况下，我们从亮处来到暗处，双眼一开始看不见周围事物，在经过一段时间后才能够逐渐区分出物体，这种感受性逐渐增高的过程叫作暗适应。

暗适应所需时间较长，感受性的变化也较大。在暗适应的最初5～7分钟里，感受性提高很快。暗适应包括两种基本过程：瞳孔大小的变化及视网膜感光化学物质的变化。从光亮到黑暗过程中，瞳孔直径可由2毫米扩大到8毫米，使进入眼球的光线增加10～20倍，这个适应范围是很有限的，瞳孔的变化并不是暗适应的主要机制。暗适应的主要机制是视网膜的感光物质——视紫红质的恢复。

视觉适应有其特殊的意义。在工程心理学中，对视觉适应现象进行了更具体的研究，如改善工作环境的照明条件以提高工作效率等。

这里稍微介绍下夜盲症。夜盲症患者是由于杆状细胞内缺少感光化学物质——视紫红质，在黑暗条件下视觉便发生困难。另外在一些昼视动物的视网膜中，只有锥状细胞，而无杆状细胞，昼视动物一般能分辨颜色。就比如大多数鸟类都是昼视动物。而在夜视动物的视网膜中则只有杆状细胞，而无锥状细胞，夜视动物一般都是色盲。

（2）视觉后象

刺激停止作用于视觉感受器后，感觉现象并不立即消失而保留片刻，从而产生后象。但这种暂存的后象在性质上与原刺激并不总是相同的。与原刺激性质相同的后象称为正后象，例如注视打开的电灯几分钟后闭上眼睛，眼前会产生一片黑背景，黑背景中间还有一电灯形状的光亮形状，这就是正后象。与原刺激性质相反的后象叫负后象。在前面的例子中，看到正后象后眼睛不睁开，再过一会儿发现背景上的光亮形状变成暗色形态，这就是负后象。

颜色视觉中也存在着后象现象，一般均为负后象。在颜色上与原颜色互补，在明度上与原颜色相反。例如，眼睛注视一个红色光圈几分钟后，把视线移向一白色背景时，会见到一蓝绿色光圈出现在白色的背景上，这就产生了颜色视觉的负后象。

（3）视觉对比

一般将视觉对比分为无彩色对比和彩色对比。无彩色对比的结果是明度感觉的变化。举个例子就是：同等大小的两个灰色正方形，一个放在白色背景上，一个放在黑色背景上，结果通过我们的双眼"观察"，在白色背景上的灰色正方形看起来比黑色背景上的灰色正方形要暗得多。

而彩色对比是指在视野中相邻区域的不同颜色出现相互影响的现象。彩色对比的结果是引起颜色感觉的变化，它使颜色向其背景颜色发生补色变化。例如，两张同样大小绿色纸片，一张放在蓝色背景上，另一张放在黄色背景上。由于一种颜色与背景色之间的对比，会从背景中诱导出一种补色。而在这个例子中，黄、蓝是互补色，因此当绿纸片放在蓝色背景上时会感觉带上了黄色；同样，绿纸片放在黄色背景上时会感觉它带上了蓝色。

视觉对比对人类的生存和发展有着非常重要的意义，正是由于视觉对比的存在，人类才能分辨出物体的轮廓和细节、识别物体的形状和颜色。

眼睛如精密照相机，视力健康视野才好

◉ 好视力决定好视野

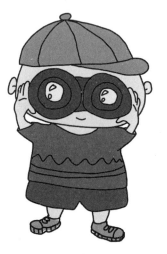

高考、参军、招工体检都对视力有严格的要求。因此视力的概念也越来越被人们所重视和熟知。相反，视野的概念却不为一般人所知。那么，视野是什么？它又有什么临床意义呢？

视力是指视网膜分辨影像的能力。视力又分中心视力和周边视力。中心视力即为我们平常所说的视力，它反映的是视网膜最敏感的部位——黄斑区的功能，是人眼识别外界物体形态、大小的能力。

而周边视力即为视野，俗称余光。它是指眼固定注视一点（或通过仪器）时所能看见的空间范围。视野对人们的工作和日常生活都有非常重要的作用，能够使人们辨别周围环境和各种物体的活动情况，并提高判别物体方位的能力，从而对周围环境做出正确的判断及反应。

那么，评定视力好坏的标准又是什么呢？很多人都以为只要视力能达到 1.0 以上就算是正常了。实际上，1.0 的视力只能说明人的视网膜中央部分视力正常。真正意义上的正常视力还应包括正常的视野。

视野可以用视野计来进行检测。视野的标准为：颞侧 90 度，鼻侧 60 度，上方为 55 度，下方为 70 度。视野缺损是指视野范围内出现看不见的区域。有些患者中心视力良好可以达到 1.0，但视野却是缺损的。

假设一棵树上分散着 100 只小鸟，正常人单眼可能会看到 99 只，而视野缺损的人则可能只看到90只，甚至更少。有些严重视野缺损的人，中心视力达到1.0，但走路却会经常撞到旁边的人或者电线杆。

近视眼患者戴框架眼镜也会影响视野，但这种影响可以在近视激光矫正或者戴隐形眼镜后得到改善。

我们关注视力的同时，也一定要关注视野。经常眼球胀痛的人应该定期去医院检查视野，了解是否有眼部疾病。

◎ 哪些营养素决定好视力

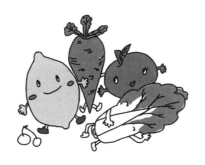

想要拥有好的视力，除了一定要适度用眼，在平时的饮食中也需要注意多食用一些营养眼睛的食物。一般来说，有利于保护视力的营养素可以分为以下几类：

1. 前花青素

它是纯天然的抗衰老的营养补充剂。现有研究证明前花青素是当今人类发现最有效的抗氧化剂，它的抗氧化性能比维生素 E 高出 50 倍，比维生素 C 高出 200 倍。与其他的抗氧化剂不同的是，前花青素能通过血脑屏障，直接保护大脑和视神经系统。服用后 20 分钟就能在血液中检测到。

前花青素的主要作用是软化毛细血管，消除眼睛疲劳，改善视力。此外还能够辅助治疗近视、弱视、白内障、青光眼等眼疾，延缓脑神经衰老。

2. 叶黄素和玉米黄素

叶黄素是一种类胡萝卜素。在我们日常饮食当中，食物所含的类胡萝卜素种类高达 50 多种，但只有叶黄素及玉米黄素会聚积在视网膜上的黄斑部，故又称为黄斑色素。视网膜及黄斑部负责感受影像、精细视觉与清晰度，日常里辨别色彩、阅读识字等都需要它，如果黄斑部及视网膜长期缺乏叶黄素及玉米黄素，就会影响视力；症状严重者，甚至有可能失明。

此外，叶黄素和玉米黄素还是唯一能够吸收蓝光和紫外线的营养素，可以改善眼睛疲劳感，减少眼睛"水汪汪"的现象；它们也是强效的天然抗氧化剂，能抵挡自由基对眼睛的破坏，令视线更清晰明亮；同时，还能保护眼睛，避免出现重影、视力模糊、白内障。

0 ~ 1 岁是眼睛快速发育的时期，因此特别需要补充营养。但叶黄素在母乳中的含量严重不足，而且人体自身也完全无法合成叶黄素，因此，在无法添加辅食的情况下，应该为宝宝选择添加叶黄素的营养素。

3. 花青素

花青素是萃取于山桑子的强效抗氧化剂，它的抗氧化能力约是维生素 E 的 50 倍。研究证明，花青素能强化微血管弹性，促进微血管血液循环，维系正常眼球压力，消除眼睛肌肉疲劳、水肿，改善血管型黑眼圈；能活化和加速视紫质的再生，促进视觉敏锐度，改善夜盲症；能有效抑制破坏眼部细胞的酵素；能使视网膜适应光线的变化，提高眼睛在暗处的辨识力，更能保护眼睛少受自由基的伤害，预防眼部退化性疾病产生。

4. 虾青素

虾青素，是从河鳌虾外壳、牡蛎和鲑鱼中发现的一种红色类胡萝卜素，是类胡萝卜素合成的最高级别产物，具有最强的抗氧化性，能够有效清除细胞内的氧自由基，增强细胞再生能力，维持机体平衡和减少衰老细胞的堆积，从而保护皮肤健康，促进毛发生长，抗衰老，缓解运动疲劳，增强活力。虾青素很容易通过血脑屏障和细胞膜，能有效地防止视网膜的氧化和感光细胞的损伤，对中枢神经系统，尤其是对大脑，也能起到保护作用。除此以外，还能防紫外线辐射，预防心血管疾病。

5. 维生素类

（1）维生素 C

维生素 C 来源于蔬菜及水果，其中深绿色蔬菜的维生素 C 含量尤其丰富。维生素 C 可减弱光线与氧气对眼睛晶状体的损害，从而延缓白内障的发生。

（2）维生素 A

维生素 A 对于维持人体的正常视觉有着非常重要的作用。因为它是合成视觉感光物质的重要原料。如果缺乏维生素 A，眼睛对弱光的感受能力就会下降，无法在弱光环境下看清楚物体。

（3）维生素 B_1

维生素 B_1 对促进人体正常生长和发育、提高视神经功能、改善视力和精力都有帮助。缺乏维生素 B_1 会导致精力不集中、目光呆滞等。

（4）维生素 B_2

维生素 B_2 可以增进视力、减轻眼睛疲劳，有治疗眼病之功效。还能够促进发育，提高人体对铁的吸收，加强人体免疫能力，清除自由基。

6. 牛磺酸

牛磺酸大量存在于人体视网膜中，能提高视觉功能，促进视网膜的发育。同时，它还可以提高人体眼睛角膜的自我修复能力，对抗眼疾。当视网膜中的牛磺酸含量降低时，视网膜的结构和功能就可能出现紊乱，影响视力。

7. 钙

钙与眼球构成密切有关，缺钙会导致近视眼的发生。正处在生长高峰期的青少年，对钙的需要量相对增加，若不注意钙的补充，不仅会影响骨骼发育，而且会使正在发育的眼球壁 – 巩膜的弹性降低，晶状体内压上升，致使眼球前后径拉长而导致近视。

8. 铬

铬能激活胰岛素，使胰岛素发挥最大生物效应。如果人体中铬含量不足，就会使胰岛素调节血糖功能发生障碍，血浆渗透压增高，致使眼球晶状体、房水的渗透压增高和屈光度增大，从而诱发近视。

锌在体内主要分布于骨骼和血液中，眼角膜表皮、虹膜、视网膜及晶状体内亦含有锌。锌在眼内参与维生素 A 的代谢与运输，维持视网膜色素上皮的正常组织状态，锌缺乏可导致视力障碍。

⚫ 常吃什么食物拥有好视力

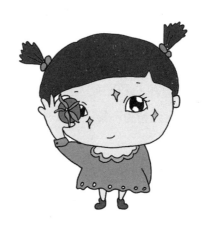

保护视力，防治眼部疾病，需要从多个方面着手，其中注意营养对改善视力也有一定的帮助。在日常饮食中，具有改善视力作用的食物有：

1. 动物肝脏

维生素 A 含有维持眼睛健康的最重要的物质——抗氧化剂（β - 胡萝卜素，是保持眼睛健康不可或缺的微量元素。身体缺少了维生素 A，人会得夜盲症。维生素 A 最好的食物来源就是各种动物肝脏、鱼肝油、鱼卵、禽蛋等。除此之外，胡萝卜、生菜、卷心菜、苋菜、苜蓿、红心甜薯、南瓜、青辣椒等蔬菜中所含的维生素 A 原也能在体内转化为维生素 A。

但维生素 A 的补充不能急于求成，否则过量摄入维生素 A 有可能会导致维生素 A 中毒，危险身体健康。

2. 菠菜

菠菜可以预防眼部疾病。在菠菜中发现的一种叫作黄体素的类胡萝卜素可以预防白内障和黄斑变性。

3. 富含维生素 C 的水果

维生素 C 可以消除能对眼睛造成伤害的自由基，所以应增加猕猴桃、橙子、柠檬、枸杞、山楂等这类富含维生素 C 的水果的摄入量。此外，柿子椒、西红柿等新鲜蔬菜中也富含维生素 C。

4. 豆制品

豆制品中含有人体必需的对眼睛有益的脂肪酸、植物性雌激素、维生素 E 和天然抗发炎剂。豆奶、黄豆、大豆乳酪等豆制品和橄榄油、谷类食物等富含维生素 E 的食物，都有益于眼睛健康。

5. 大蒜

大蒜是用来提高视力的极好食物。大蒜中的硫能稳固晶状体，并且让它变得更有韧性。此外，富含硫的洋葱也对视力很有好处。

6. 杏

杏中含有的维生素 A 可以免除由自由基对眼睛造成的伤害，延缓眼睛的衰老。此外，杏中还含有一些能够提高视力的类胡萝卜素，对视力非常有好处。

7. 鸡蛋

鸡蛋中的半胱氨酸、硫、卵磷脂、氨基酸和黄体素等物质可以有效防止白内障的产生，保护视力健康。

8. 鲑鱼和沙丁鱼

鲑鱼和沙丁鱼中所含有的 ω-3 脂肪酸对视力非常有好处，它可以抑制眼睛里的自由基，防止新血管的形成，降低晶体炎症的发生，说它是 "护眼法宝" 一点也不过分。

9. 西兰花

西兰花中所含的叶黄素和玉米黄素可以使眼细胞免受自由基对其造成的压力，提高视力并预防白内障的发生。

10. 黑巧克力

黑巧克力中的黄酮类化合物可以保护眼部血管，可以强化眼角膜和晶状体。只有纯黑巧克力才能达到这种预期的效果。

11. 高钙食品

含钙多的食物，主要有奶类及其制品、贝壳类（虾）、骨粉、豆及豆制品、蛋黄和深绿色蔬菜等。同时还要注意搭配动物肝脏、绿色蔬菜等富含维生素 D 的食物，以增加钙的吸收与利用。

12. 含铬食物

铬多存在于糙米、麦麸之中，动物肝脏、葡萄汁、果仁含量也较为丰富。

13. 含锌食物

含锌较多的食物有牡蛎、肉类、动物肝脏、蛋类、花生、小麦、豆类、杂粮等。

第二章

经络按摩与视力保健

一

十二经脉循行全身，上走阳气汇于目

十二经脉的分布与循行

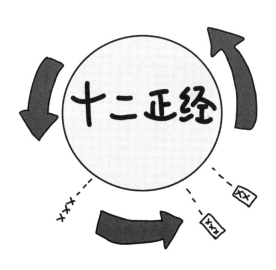

十二经脉是人体经络系统中的主体，是十二条经脉的合称，又称"十二经"或"十二正经"，具体包括：

手三阴经：手太阴肺经、手少阴心经、手厥阴心包经。手三阳经：手阳明大肠经、手太阳小肠经、手少阳三焦经。足三阴经：足太阴脾经、足少阴肾经、足厥阴肝经。足三阳经：足阳明胃经、足太阳膀胱经、足少阳胆经。十二经脉具有运行气血、连接脏腑内外、沟通上下等功能。无论感受外邪或脏腑功能失调，都会引起经络的病变，因此了解十二经脉的循行、功能和发病情况，对防病

25

治病均有很大的意义。

1. 十二经脉的分布特点

十二经脉在人体表面的分布是有规律的：凡是属于六脏，即心、肝、脾、肺、肾和心包的阴经都分布在四肢的内侧和胸腹部，其中分布于上肢内侧的为手三阴经，分布于下肢内侧的为足三阴经；凡是属于六腑，即胆、胃、大肠、小肠、膀胱和三焦的阳经，都分布于四肢外侧、头面和腰背部，其中分布于上肢外侧的为手三阳经，分布于下肢外侧的为足三阳经。

十二经脉在头面部的具体分布为：手足阳明经分布于面额部，手太阳经分布于面颊部，手足少阳经分布于耳颞部，足太阳经分布于头顶、枕项部。另外，足厥阴经也循行至顶部。

十二经脉在躯干部的具体分布为：足三阴与足阳明经分布在胸、腹部前面，手三阳与足太阳经分布在肩胛、背、腰部的后面，手三阴、足少阳与足厥阴经分布在腋、胁、侧腹部的侧面。

2. 十二经脉循行有方向

十二经脉的循行规律为：手三阴经从胸走手，手三阳经从手走头，足三阳经从头走足，足三阴经从足走腹（胸）。以箭头图表示的话，可以写成如下：

手太阴肺→手阳明大肠→足阳明胃→足太阴脾→手少阴心→手太阳小肠→足太阳膀胱→足少阴肾→手厥阴心包→手少阳三焦→足少阳胆→足厥阴肝→手太阴肺。

🞊 独具特色的奇经八脉

在中医学的概念中，奇经八脉指督脉、任脉、冲脉、带脉、阳维脉、阴维脉、阳跷脉、阴跷脉，是人体经络走向的一个类别。它们与十二经脉不同，既不直属脏腑，又无表里配合关系，"别道奇行"，故称"奇经"。

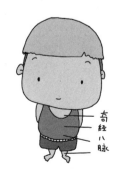

奇经八脉交错地循行分布于十二经之间，将部

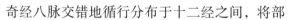

位相近、功能相似的经脉联系起来，达到统摄有关经脉气血、协调阴阳的作用。督脉与六阳经有联系，具有调节全身阳经经气的作用；任脉与六阴经有联系，具有调节全身诸阴经经气的作用；冲脉与任脉、督脉，足阳明、足少阴等经有联系，具有涵蓄十二经气血的作用；带脉约束联系了纵行躯干部的诸条足经；阴阳维脉联系阴经与阳经，分别主管一身之表里；阴阳跷脉主持阳动阴静，共司下肢运动与寤寐。

此外，奇经八脉还能对十二经气血起蓄积和渗灌的调节作用。当十二经脉及脏腑气血旺盛时，奇经八脉能加以蓄积，当人体功能活动需要时，奇经八脉又能渗灌供应。

◉ 眼睛与经络的关系

关于眼睛与经络的关系，《灵枢·邪气脏腑病形篇》说："十二经脉，三百六十五络，其血气皆上于面而走空窍，其精阳气上走于目而为睛"。充分说明了眼睛与脏腑之间是靠经络连接贯通的，正是经络不断地输送气血，才维持了眼睛的视觉功能。

那么，眼睛与经络的关系到底是怎样的呢？十二经脉中，除肺、脾、肾、心包经以外，有八条经脉是以眼部作为集散地的；奇经八脉中，任脉、督脉、阳维脉、阴维脉也是以眼部为起点的。

其中，集中于眼或眼附近的经脉有：手阳明大肠经、手少阴心经、手少阳三焦经、任脉、督脉、阳跷脉、阴跷脉、阳维脉；起于眼或眼附近的经脉有：足阳明胃经、足太阳膀胱经、足少阳胆经；经过眼或眼周围的经脉有：手太阳小肠经、足厥阴肝经。

正是由于经脉周密地分布在眼周围，源源不断地输送气血，才保证了眼与脏腑在物质和功能上的密切联系。因此，一旦经脉失调，就会引起眼部病证。

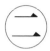

经络调理眼健康，捶打按摩是良方

● 自我捶打调经络，一般眼病能治好

《黄帝内经》有记载如下："五脏六腑之精气皆上注于目而为之精……目者，五脏六腑之精也。"经络通畅，精气才能够源源不断地输运到眼睛，"目得血而视"，视力自然就可以提高。眼与五脏是靠经络连接贯通的，经络又是邪气内外传注的通道，若经络不通，五脏六腑的精气不能上输到眼睛，眼睛得不到营养，就会引起视力下降。

捶打式经络调理法是在中医经络学和针灸学的基础上，经过长期的实践总结出来的一套经络调理方法。它是运用特制的健身锤按照人体经络及气血运行的方向，从足三阴到手三阴再到手三阳最后回到足三阳的顺序，将十二经脉的穴位基本疏通一遍，使静脉上的气血得以畅行，起到疏通经络、补养脏腑的目的。同时配合循经按摩和头部穴位的按摩，使眼睛局部的代谢更加旺盛。

捶打式经络调理法包括全身捶打式和自我捶打式两种。

全身捶打式经络调理法通常都是由三个专业的锤疗师一起完成的。这是因为十二经脉上的穴位都是对称的，所以在全身捶打式调理的时候需要对左右两侧的经络同时疏通，同时再配合头部穴位的按摩，最后还要对任督二脉进行疏通。这不仅要求操作者对全身经络穴位熟练到一定的程度，而且对胸腹部一些穴位在捶打过程中的力度、方法都有较严格的要求，一般不太适合初学者。

自我捶打式经络调理法是全身捶打式经络调理法的一种简化，调理者本人用健身锤击打自己四肢的穴位即可完成。四肢上的穴位取穴比较方便，而且安全，比较容易掌握。同时四肢上的穴位选取是按照五腧穴的配伍进行取穴的，且中医学中五腧穴自成一个体系，可以对全身进行调理，因此对四肢的捶打也可以起到疏通经络、补养脏腑的目的。但每个人的情况不同，须在五腧穴的基础上进行穴位的加减。

在进行自我捶打式经络调理法的时候，调理者始终处于主动地位，意念中要想着眼睛湿润，目络通畅，使精、气、血、津液上升到眼部以滋养眼睛，从而达到恢复视力的效果。

◉ 护眼按摩经常做，眼部疲劳可消除

除了捶打式经络调理法，我们还可以通过对眼部穴位的按摩达到疏通经络、调和气血、增强眼部周围的血液循环、改善眼部神经营养、缓解眼肌疲劳的目的。

1. 缓解眼疲劳的按摩法

① 挤捏睛明穴：以左手或右手拇指、食指分别置于双侧睛明穴上，相对用力挤捏，以局部有酸胀感为度。

② 按揉攒竹穴：用食指、中指两指螺纹面着力，分别按揉两侧眉头凹陷中的攒竹穴 100 次。

③ 按揉鱼腰穴：用两手拇指螺纹面着力，分别按揉两侧眉毛中点处的鱼腰穴 100 次。

④ 揉丝竹空穴：用两手中指螺纹面着力，分别按揉眉梢处的丝竹空穴 100 次。

⑤ 按摩太阳穴：用两手拇指分别揉摩太阳穴 100 次。

⑥ 点揉四白穴：用两手拇指分别点揉两侧四白穴 100 次。

⑦ 刮眼眶：以双手食指第二节桡侧面刮眼眶，自上而下为 1 圈，轮刮 100 次。

⑧ 点按风池穴：以中指点按风池 50 次。

⑨ 推揉颈部：用双手食指、中指、无名指三指推揉颈部正中及颈椎两旁肌肉，自上而下 5 ~ 10 遍。

⑩ 活动颈肩：摇颈耸肩，低头自左向后向右再向前，反复 8 次，双肩关节耸动向前 8 次，向后 8 次。

2. 预防眼袋按摩法

① 以适量眼霜涂抹在中指指尖，然后在眼周做顺时针绕圈按摩。

②用无名指腹以极轻柔的力量敲击眼部四周，环绕眼部轻压按摩，范围可从眼内下方至眼袋部位，太阳穴、眉头下方至鼻部两侧。

③将无名指与中指分置于眉毛的内外两侧，顺着眉骨将手指从眉头往眉尾方向轻柔滑动，到眉尾处时将肌肤向太阳穴方向轻轻拉起，然后放掉。

④用中指指肚以打圆圈的方式按摩，顺着鼻梁经过两颊至眼睛下方、太阳穴，然后绕过眼皮回到鼻梁。

3. 眼部按摩注意事项

眼部肌肤非常娇嫩，如果按摩手法不正确，不仅无法起到缓解眼疲劳、营养眼睛的效果，还有可能会伤及眼部肌肤和血管。所以，眼部按摩一定要注意。按摩前务必彻底清洁眼部与双手，尤其是指甲。按摩时手法必须要轻柔和缓，按照眼部肌肉的分布在眼周做圆弧状滑动，以促进眼部皮肤的血液循环。

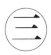

常见眼病巧缓解，找准穴位用验方

◉ 近视看不清东西，这些穴位能缓解

近视是一种全球存在的普遍疾病，在有的地方，近视率甚至高达 90%，几乎绝大多数人都有或多或少的近视。当你看物体时经常眯眼，眨眼睛次数增多，不由自主地揉眼睛，经常歪头看物体，经常皱眉，习惯用手拉眼角，看东西时出现斜视以及跟东西贴得很近或者经常看错人和东西，这些症状中无论出现一种还是几种，都要高度重视。因为它们都是早期近视的一些征兆。这时候如果开始预防治疗，是比较容易治愈的。

目前，近视眼的分类有很多种，最为常见的有以下几种：

依据近视程度：近视眼在 300 度以内的，被称为轻度近视；300 ~ 600 度的，被称为中度近视；600 度以上的，被称为高度近视。

依据是否有调节作用参与可以分为假性近视、真性近视和混合性近视。

依据有无病理变化可分为单纯性近视和病理性近视。前者绝大多数眼底没有变化，用适当的近视镜片矫正即可；后者视力会持续下降，而且伴随病理变化，用镜片矫正已经不理想，需要通过其他方法进行治疗。

除此之外，近视还有近视散光、近视性屈光参差、原发性近视、继发性近视、并发性近视等多种类型，非常复杂。导致近视眼的原因也同样复杂，多种多样，如遗传性因素、环境因素等。一旦患上近视眼，一定要及早治疗。

穴位治疗法

◾ 取穴

睛明穴：位于面部，目内眼角稍上方凹陷处。

球后穴：位于面部，当眶下缘外 1/4 与内 3/4 交界处。

攒竹穴：位于面部，眉毛内侧边缘凹陷处。

▶ 方法

双手用温水清洗干净，搓至温热，以双手指腹揉按睛明穴 108 下，然后依次按揉球后穴和攒竹穴，各 1 ~ 2 分钟，每天早、中、晚做 3 次，坚持一段时间，视力会慢慢得到恢复。

▶ 功效

按压以睛明穴为主，它属于足太阳膀胱经，得其气血滋润，能使眼睛变得明亮清澈，是不可多得的防近视的穴位之一。配合球后穴和攒竹穴来做，能保持眼睛周围血气畅通，对于缓解眼疲劳，治疗近视效果会更佳。如果有时间，可以将图中各穴都按摩一遍，对眼睛会更好。

饮食治疗法

▶ 龙眼枸杞蒸仔鸡

原料：仔鸡 1 只，龙眼、枸杞、红枣各 30 克，盐、味精各适量。

制法：仔鸡去内脏洗净；龙眼去壳、核，红枣去核，枸杞洗净后一同放入鸡腹内；锅中倒入适量水，放人仔鸡，加盐、味精调味后炖熟即可。

用法：吃肉喝汤，可随时食用。

功效：鸡肉、龙眼、枸杞、红枣中均含有对眼睛有益的钙、磷等营养元素，长期食用可以起到养血健脾、益肝明目的功效，对于近视、眼疲劳等有很好的恢复作用。

▶ 黑芝麻核桃饮

原料：黑芝麻、核桃各适量，牛奶 1 杯，蜂蜜 1 勺。

制法：黑芝麻炒香研末，核桃肉微炒捣烂，两者搅拌均匀后放入瓶内密封备用。

用法：每天取 1 勺，冲入 1 杯牛奶，加蜂蜜拌匀后饮用即可。

功效：黑芝麻含有丰富的蛋白质和矿物质，具有补肝肾、滋五脏、益精血、润肠燥的功效；核桃含有蛋白质、钙、磷、铁、胡萝卜素、维生素 B_6 等多种营养成分，两者配合牛奶、蜂蜜食用，可以起到滋补肝肾、明目润燥的功效，对于双目干涩、近视有很好的治疗作用。

日常护理

① 创造良好的光线环境。太亮、太暗、眩光等，时间久了都容易导致眼睛疲劳，从而出现近视。

② 培养正确的用眼习惯。学习、工作端正坐姿，避免趴着、躺着看书、看电视等习惯；每次学习、工作时间 40 ~ 50 分钟，最好休息 10 ~ 15 分钟，极目远眺，缓解眼睛疲劳；走路或乘车的时候不看书、看手机等，这样会增大眼部肌肉调节幅度和频率，加速眼疲劳。

③ 适量补充眼部所需的营养。宜多吃富含维生素和微量元素的新鲜蔬果，对于含有蛋白质、脂肪、糖类的肉、蛋、奶等也要适量摄入，保证营养均衡充分，而且还要培养不偏食、不挑食的好习惯。

④ 积极参与户外活动，多做眼保健操。这样能够给眼睛充分活动的空间，对于缓解眼部肌肉疲劳有很好的效果。

宝宝眼泪汪汪，有可能是泪囊炎

小宝宝刚出生不久总是眼泪汪汪的，擦干净之后没过多久又会有眼泪流出来。几天之后，流泪的症状不仅没有好转，眼角还流出了一些黏黏糊糊的黄白色脓液，以至于宝宝连眼睛都睁不开了。如果家长遇到这种情况，千万别大意，宝宝有可能是患上了泪囊炎。

1. 新生儿为何会患上泪囊炎

泪液由泪腺和副泪腺分泌后，一部分分布于眼球表面，以湿润和保护眼睛；一部分会被蒸发到空气中；还有一部分会聚集于大眼角，经过泪道进入鼻咽部。一旦泪道堵塞，泪液无法正常进入鼻咽部，就会储存在眼睛里，眼睛就会变得"泪汪汪"。且一旦泪液和泪囊内分泌物无法排出，细菌就会在泪道中储积和繁殖，进而形成泪囊炎。

新生儿刚出生的一段时间内，由于鼻泪管下端尚未发育完全，或被一层先天性残膜封闭，或被上皮细胞残屑阻塞，泪道不通，所以患泪囊炎的概率较大。

当然，也有一部分新生儿的泪囊炎是由鼻泪管骨性管腔狭窄或鼻部畸形引起的。

不过，即使宝宝被确诊为泪囊炎，家长也不必过于担心，因为大多数宝宝的泪道是会继续发育的，只要治疗方法得当，一段时间后泪道就会通畅。

2. 新生儿泪囊炎治疗及护理

在出生 10 天以内的婴儿群体中，泪囊炎发病率达 0.3% ~ 0.5%。早确诊、早治疗，对新生儿泪囊炎的治愈有积极的作用。

泪囊区加压按摩法

① 按摩前，操作者洗净双手，修剪指甲，以免划伤宝宝。

② 如果宝宝只是眼泪汪汪，操作者以拇指或食指指腹按住泪囊，即宝宝的鼻根及眼睛的内眦中央的部位，加上一定的力度即可，每天 3 ~ 4 次，每次 2 ~ 3 下，几天之后，鼻泪管下端的残膜就会被压力冲开。

③ 如果宝宝的眼睛里已经有脓性分泌物了，操作者就要按住宝宝的泪囊之后，向眼角的方向挤压脓液，待宝宝的眼角有脓液流出后，用消毒棉球或干净的纸巾擦干净。保持均匀的力度，持续挤压，直到脓液干净为止。

④ 按摩结束后，可以按照医生的嘱咐滴用抗生素眼药水。点眼药水时应轻拉下眼皮，滴入眼药 1 滴。注意药瓶不宜举得过高，防止药水滴入时刺激眼睛；但也不能太低，以防瓶口触碰到眼睛，一般以瓶口距眼睛 1 ~ 2 厘米为宜。滴药后药水溢出时，可用清洁的干棉球或干净的面巾纸拭去，避免直接用双手或不清洁的物品擦宝宝的双眼。眼药水滴完后，及时盖上瓶盖，并确保瓶口没有接触到其他的物品，然后将药瓶保存在阴凉通风处。

眼部热敷法

中医学认为热敷具有疏通经络、宣畅气血、散瘀消肿止痛的功效，西医学认为热敷能使血管扩张，促进局部血液循环，加速炎症的吸收，减轻疼痛。因此急性泪囊炎、急性虹膜睫状体炎、麦粒肿、角膜炎等，都可以用热敷的方法缓解。但急性结膜炎是禁止做眼部热敷的。

家庭热敷一般有干热敷法和湿热敷法两种。

① 干热敷法：用热水袋或耐高温的瓶子装满热水，用纱布或干净毛巾包裹

在外面，将其放在需热敷的眼部。温度一般在 40℃ 左右即可，每次热敷 15 ~ 20 分钟，每日 2 次。

② 湿热敷法：将干净的毛巾折叠成 7 ~ 8 厘米大小的方块，然后把毛巾块用热水浸透、拧干，闭上眼睛，把毛巾块直接放在眼睑皮肤上，注意温度。每次 15 ~ 20 分钟，每日 2 次。

对新生儿泪囊炎进行眼部热敷效果也不错，但要根据宝宝的情况决定。

日常护理

除了对新生儿泪囊炎进行早期的治疗，在日常生活中还要特别注意对泪囊炎宝宝的护理。

① 患儿的毛巾、脸盆要与家人分开，护理患儿眼部之前和之后，家长都要洗手。

② 室内的温度不要过高，适当通风，一定要避免孩子出现感冒等全身疾病。

③ 对于眼屎多、结膜充血的患儿，家长应用棉签蘸取温开水或生理盐水（切不可用食用盐自行冲配）来清洁婴儿的双眼，不要让分泌物长时间粘在患儿眼部。如果分泌物黏稠不易清理，可先用生理盐水纱布湿敷，或用棉签蘸生理盐水软化后再做清理。清理时要由内眼角到外眼角，轻轻地揩拭。婴儿的皮肤娇嫩，家长动作一定要精细。

④ 泪囊炎患儿的眼周皮肤也要格外注意。因为泪水及脓性分泌物的浸渍，容易导致眼睑周围皮肤湿疹。家长可以给宝宝用眼膏涂搽，涂搽时动作要轻柔，以免损伤患儿的皮肤。但最关键的还是及时清理孩子眼部的分泌物以减轻对皮肤的刺激。

总而言之，对于泪囊炎的治疗，一般是越早越好。因为新生儿泪囊炎如果长时间不治疗，泪囊就会长时间处于扩张状态，这将导致其囊壁失去弹力，即使日后泪道通畅了，仍然会有溢泪的症状，并可能因泪道炎症的持续而形成永久性瘢痕性泪道闭塞。另外，泪囊脓液不断排入结膜囊，还可导致结膜和角膜炎症，引起角膜溃疡，甚至发展为眼内炎症，对眼球构成严重的潜在威胁。因此，眼科专家提醒诸位家长，一旦发现宝宝的眼睛总是水汪汪的，建议早诊断、早治疗，并且一定要到正规医院诊治，以防留下遗憾。

长了针眼怎么办，方法多多可挑选

1.针眼的发病与临床表现

针眼，又名土疳、土疡，俗名偷针，是一种胞睑近睑缘部的小疖肿，形似麦粒，局部红肿疼痛起硬结，易于溃脓。在眼科疾病里面比较常见，相当于西医学的麦粒肿，尤其是儿童和少年的发病率偏高，一年四季均能够发病。

那么，针眼是由什么原因导致的呢？

中医认为，引起针眼的病因病机主要有以下三点：

① 风邪外袭，客于胞睑而化热，风热壅阻于胞睑皮肤肌腠之间，灼烁津液，变生疮疡，发为本病。

② 过食辛辣肥腻，脾胃积热，循经上攻胞睑，致营卫失调，气血凝滞，局部化热酿脓。

③ 余邪未尽，热毒蕴伏，或素体虚弱，卫外不固，易感风邪者，常反复发作。

一般来说，患了针眼，最初症状是眼部微痛、感染区域皮肤泛红，之后眼睛会出现瘙痒、流泪，对光与闪光敏感等一系列症状。有时候还会在眼睑的上下部或其他感染区域出现一个小的黄色肿块。部分患者可伴有耳前或颌下淋巴结肿大及压痛，甚至伴有恶寒发热、头痛等全身症状。

2.针眼的治疗及护理

患了针眼要及时治疗，因为早期症状轻微，往往是通过局部的治疗，炎症就可以很快地消退。现在就提供一些简单易行的家用针眼治疗方法。

热敷

针眼很可能出现眼部瘀肿的症状，这时热敷就能很好地派上用场。热敷是治疗针眼最好的方法，热气和蒸汽能够加速眼部血液循环，缓解肿块。热敷可用清洁毛巾浸热水后稍拧干直接敷在患眼皮肤上，也可以使用专门的热敷塑料包、刚煮熟的热鸡蛋或马铃薯包在毛巾里使用。每天2～3次，每次20～30分钟，温度约 45℃左右即可。但最好不要直接用热水蒸气熏眼，以防烫伤。

中药外敷

在针眼刚出现时，可选择菊花、白花蛇舌草、蒲公英中的一两味药，冲泡后热敷，以温热为宜，或捣烂外敷，每日 4 ~ 5 次。

抗生素

得了针眼后使用专门的抗生素类药物也是一种选择。通常如果针眼超过一周，医生就会用针刺开麦粒肿，使其迅速结痂，然后再开一些抗生素类的药物让患者涂抹。

清水冲洗

清水冲洗也是一种方法，可以预防感染，缓解疼痛。

得了麦粒肿并有潜在破裂可能的患者还应该采取抗菌措施，带病期间不要揉眼睛，更不要刻意去碰肿块。当脓头出现时，切忌用手挤压，因为眼睑血管丰富，且眼静脉与眼眶内静脉、颅内海绵窦都是相通的，而且眼静脉还没有静脉瓣，血液可向各方向回流，一旦挤压，会使炎症扩散，引起严重并发症，如眼眶蜂窝组织炎、海绵窦栓塞等。如果麦粒肿已破，一定要做好清洁工作，确保伤口干燥，以防二次感染。

3. 如何预防针眼

预防针眼，要从日常生活细节做起：

（1）保持眼部清洁

眼部清洁是预防针眼最有效的方法，平时注意不用脏手或不干净的手绢揉眼睛。

（2）避免用眼过度

看书、看电视、看电脑、写作业的时间一次性不宜过长，平均 30 ~ 45 分钟就要休息一下，极目远眺，或是做做眼保健操，让眼睛也能得到必要的休息。

（3）积极治疗眼部疾病

积极治疗眼部慢性炎症，对反复发作的针眼，应注意检查是否有屈光不正，若患有屈光不正应及时矫正。

（4）养成良好的饮食习惯

①维生素 A 是维护皮肤组织健全所必需的营养物质。维生素 A 的缺乏，会使眼睑皮肤抵抗力下降，容易受到细菌的侵袭。因此针眼患者要适量补充有益于皮肤健康的维生素 A 和维生素 C。

②禁食腥发的食物，如猪头肉、羊肉、狗肉等；禁食甜品、冷饮等；戒烟戒酒；多食新鲜的瓜果蔬菜；少吃辛辣刺激性的食物，如葱、蒜、辣椒、韭菜；少食煎炸炙烤的食物，如烤肉、油炸食物等；多喝开水，保持大便通畅。

③注意饮食卫生，做到定时定量，不乱吃零食，不挑食偏食，注意全面营养，以增强机体抵抗力。

◉ 急性结膜炎，针灸能治疗

1. 急性结膜炎，也叫"红眼病"

急性结膜炎，即我们平时所说的"红眼病"，是一种由细菌或病毒感染造成的急性传染病，临床表现为双眼或单眼红肿、发烫、怕光流泪及分泌物多等症状。

由于患者的眼睛分泌物中带有大量的细菌或病毒，所以患者接触过的物品，比如毛巾、脸盆、手帕、枕头、被子、衣服、门把手、电话机、遥控器、键盘等都会沾有这些病菌，当其他人接触到这些物品，又用手揉自己的眼睛时，就会把细菌和病毒带到自己的眼睛里去，被传染"红眼病"。因此，"红眼病"有发病急骤、传染性强、传播迅速的特点，从几个月的婴儿至八九十岁的老人都有可能发病。所以，要预防"红眼病"，唯有养成勤洗手的好习惯，不要用脏手揉眼睛。

2."红眼病"的综合治疗

鉴于"红眼病"发病急骤、传染性强、传播迅速的特点，一旦发现自己出现了"红眼病"的症状，一定要及时到正规医院眼科做相应检查以确诊。确诊后，立即治疗，不要中断，症状完全消失后还要再继续治疗 1 周左右的时间，以免复发。

药水冲洗

得了"红眼病"可用药水冲洗治疗。在眼睛分泌物增多时，使用适当的冲洗剂如生理盐水或2%硼酸水冲洗结膜囊，每日2～3次，并用消毒棉签擦净睑缘。也可对患眼点眼药水或涂眼药膏。所用的药物需根据医生的指导来使用。

针灸疗法

（1）刺血

◢ 取穴

主穴：耳尖、耳背静脉、压痛点。配穴：太阳、攒竹、睛明。

压痛点位置：用火柴棒在患者的双耳垂上以均匀的力度按压，寻找相互对称的压痛明显之点。压痛点与周围皮肤略有不同，肤色稍深且呈小米粒大小的结节。

◢ 治法

手指反复揉捏耳尖至充血，然后将耳尖前折，以三棱针挑破；或在耳背隆起最明显之血管、耳垂压痛点刺血，并用拇指、食指挤压。一般出血4～5滴，重者7～10滴。太阳穴、攒竹穴点刺并挤出绿豆大的血珠，睛明穴浅刺入约4～5分深度，不作提插捻转，留针15分钟。

每日1～2次，双耳交替轮用。

（2）体针

◢ 取穴

主穴：睛明、太阳、风池、合谷。

配穴：四白、攒竹、瞳子髎、丝竹空。

◢ 治法

患者闭目静坐，以28～30号毫针，直刺太阳穴1.5～2寸深；向同侧眼球方向直刺风池穴，轻微提插捻转，使针感放射至眼部；针尖向上轻刺合谷穴，促使针感向上传导。睛明穴用30～32号2.5寸毫针，深刺至1.5～2寸，送针要轻且慢，不作提插捻转，以眼球有酸胀感为度。余穴宜轻刺慢刺，留针15～20分钟。

每日 1 次，不计疗程。

（3）拔罐加刺血

◢ 取穴

主穴：大椎。

配穴：少泽、太阳、攒竹（上为体穴），耳尖、肾上腺、眼（上为耳穴）。

◢ 治法

令患者正坐，先取配穴刺络，每次取 2 ~ 3 穴即可。对准穴区用三棱针点刺，挤压出数滴血，然后以消毒棉球压迫止血。然后令患者低头，三棱针迅速刺入大椎穴大约 0.6 ~ 0.8 厘米左右，略作挤压使出血后真空拔罐器吸拔，留罐 15 ~ 20 分钟。每次出血量，成人以不超过 10 毫升为宜，皮肤最好能显现瘀斑。

每日 1 次，不计疗程。

虽然针灸治疗本病的有效率能达到 90%，但效果还是因人而异的，而且切不可自行尝试，一定要在专业医生的指导下进行治疗。

饮食疗法

饮食疗法是"红眼病"的辅助治疗方法。以下推荐几种食疗方，以供读者选用。

◢ 黄花马齿苋汤

原料：黄花菜、马齿苋各 30 克。

制法：将黄花菜、马齿苋洗净，放入锅中，加适量水煮成汤即可。

用法：饮服。早晚各 1 次，连服 4 日。

功效：清热解毒。

◢ 蚌肉羹

原料：鲜蚌肉 100 克，精盐适量。

制法：将鲜蚌肉洗净，捣烂，放入锅中，加少许水炖熟，快熟时加少许盐调味。

用法：吃肉喝汤。每日服 2 ~ 3 次。

功效：解毒，明目，除热。

◢ 芹菜杞叶粥

原料：新鲜芹菜叶 60 克，新鲜枸杞叶 30 克，大米 80 克左右，精盐适量。

制法：将芹菜叶洗净切碎，枸杞叶洗净，与大米一同放入砂锅，加适量水煮成菜粥，将熟时加少量盐调味。

用法：现煮现吃，早晚温热食。需坚持服用。

功效：清热，平肝，固肾，适用于肝火上升所致的结膜炎、高血压及糖尿病等。

◣ 海带决明汤

原料：海带 25 克，草决明 12 克。

制法：海带用水浸软泡发，洗净后切成丝，放入锅中，加适量水和与草决明共煮成汤。

用法：早上空腹食用，食海带喝汤。

功效：清肝明目。

◣ 苦瓜汤

原料：苦瓜 400 克。

制法：苦瓜洗净、去籽，加适量水煮成汤。

用法：喝汤吃苦瓜。

功效：解毒明目，适用于急性结膜炎。

3."红眼病"的饮食宜忌

患上急性结膜炎之后，除了采用合适的方法及早治疗，在饮食上还要注意以下事项：

（1）**多吃富含优质蛋白、矿物质、维生素的食品**

宜多选用糙米、全麦粉、玉米、小麦、荞麦、大麦等作为主食原料，鸡蛋、鸭蛋、牛奶等富含蛋白质的食物也要适量多吃一些，绿豆及其他豆类或豆制品也可多食用。但是需要注意，发病期间不宜吃糯米制品。

（2）**多选用凉性、寒性或平性的蔬菜以及水果**

可选用的蔬菜有萝卜、芹菜、马兰头、黄瓜、苦瓜、冬瓜、菜瓜、西红柿、茄子、苋菜、油菜、菠菜、金针菜、莴苣、芦笋、草菇、蘑菇、慈姑、地瓜、丝瓜、莼菜、发菜、竹笋等；水果有梨、柿子、柿饼、李子、猕猴桃、西瓜、无花果、乌梅、葡萄、菠萝、香蕉、苹果、草莓、杧果、罗汉果、菱角、枇杷、桑葚、杨桃、甘蔗、橙子、柑、柚子、榛子、榧子、莲子等；可选择的肉类有猪肉、猪皮、猪肠、猪肝、羊肝、鸡肉、兔肉、鸽肉、鸭肉等；河鲜有鲤鱼、鲫鱼、泥鳅、甲鱼、田螺等。

（3）忌食辛辣刺激、腥膻发物

辛辣刺激和腥膻发物会促进肿块的形成，因此发病期间需严格限制。包括韭菜、葱、大蒜、荔枝、龙眼、桃子、樱桃，羊肉、狗肉、鹿肉、牛肉、麻雀肉、牛鞭等。鱼虾类不利于清热排毒，因此也不宜选用。患病期间，还必须忌烟酒。

4. 如何正确预防"红眼病"

前面我们已经介绍，"红眼病"的传播途径主要是接触传染，即基础病人眼内分泌物或泪水沾过的东西，如毛巾、脸盆、水盆等，所以预防"红眼病"的关键，就是对传播途径的切断。

① 如果发现"红眼病"，应及时隔离，患者所有的用具都应单独使用，最好能洗净晒干后再用。

② 要注意手的卫生，养成勤洗手、勤剪指甲的好习惯。不用脏手揉眼睛。如果家里有人已感染"红眼病"，那么在与患者接触后，应立刻洗手消毒。眼药水或眼药膏只能"专人专用"，以免造成交叉感染。患者使用过的毛巾、手帕要煮沸消毒，晒干后再用，洗脸用具也要和大家的分开。在"红眼病"高发的夏季，游泳前后可适当滴用消炎眼药水，以防万一。

③ 患者不宜自行使用眼药膏，如果发现自己有类似症状，一定要到正规医院眼科检查后进行有针对性的治疗，不能自己滥用眼药膏，以免加重病情，耽误治疗时机。

◉ 缓解干眼症，平时做预防

1. 什么是干眼症

随着社会竞争力、生活及工作压力的逐渐增大以及电子产品使用频率的大幅提高，很多眼病的患病率逐年升高，干眼症亦是如此。这种疾病在学生、白领、

IT工作者之中尤其多见。那么，什么是干眼症呢？

干眼症，是指由于任何原因造成的泪液质或量异常或动力学异常，导致泪膜稳定性下降，同时伴有眼部不适和（或）眼表组织病变特征的多种疾病的总称，又称为角结膜干燥症。常见的症状包括眼干、眼痒、怕风、畏光、易疲倦、痛灼热感、有异物感、分泌物黏稠，对外界刺激敏感；有时因为眼睛太干，基本泪液不足，反而刺激眼睛反射性泪液分泌，造成常常流泪；干眼症较严重者眼睛会红肿、充血、角质化，损伤时间过久还可造成角结膜病变，影响视力。

最新研究认为，干眼症的致病原因可大致有四：水液层泪液分泌不足，油脂层分泌不足，粘蛋白层分泌不足，泪液过度蒸发、泪膜分布不均匀。其中水液层泪液分泌不足是干眼症最常见的原因，包括先天性无泪腺，老年性泪腺功能减退，自身免疫性疾病造成的泪腺发炎、感染、自律神经失调等。另外，长期配戴隐形眼镜或长期使用眼药水或服用某些药物也会造成泪液分泌不足。

2. 治疗干眼症，食疗按摩齐上阵

目前，干眼症尚无有效的药物治疗方法，为了减少患者痛苦可频繁向眼内滴入生理盐水、人工泪液或抗生素眼膏；也可用电烙封闭小泪点，以减少泪液的流出，对于眼睑闭合不全所致的眼球干燥，可进行眼睑成形术。但这些方法都只能暂时缓解眼部不适，主要还得改善干眼症患者的营养状况，防止继发感染。

食疗法

在干眼症的临床治疗上，确实有很多非药物的治疗方法，其中，食疗就是一种既讲究"疗"又讲究"养"的好方法。以下就列出一些可以缓解干眼症、滋养眼睛的食疗方，以供参考使用。

◢ 百合红枣粥

原料：百合10克，山药15克，薏仁20克，红枣（去核）10枚。

制法：将上述材料洗净，共同煮粥食用。

功效：百合滋阴降火，山药滋肾润肺，薏仁利湿健脾、清热排脓，红枣素有天然维生素丸之称，不但富含维生素C也含有大量的维生素A，可以很好地滋养眼睛。

菊杞茶

原料：菊花茶、枸杞各适量。

制法：将菊花茶和枸杞共同浸泡 10 分钟左右服用。

功效：《本草纲目》中记载菊花"性甘、味寒，具有散风热、平肝明目之功效"。现代药理分析表明，菊花里含有丰富的维生素 A，是维护眼睛健康的重要物质。菊花茶能让人头脑清醒、双目明亮，特别对肝火旺、用眼过度导致的双眼干涩有较好的疗效。

注意：菊花性凉，体质虚寒、平时怕冷、手脚易发凉的人不宜经常饮用。

枸杞

原料：枸杞适量。

制法：将枸杞洗净后嚼服或煮水服用。

功效：枸杞养阴明目，能促进修复病变的角膜，提高机体抗病能力。

菠菜护眼汤

原料：猪肝 60 克，菠菜 130 克，破故纸、谷精、甘杞、川芎各 15 克，食盐、香油各少许，清高汤 1 公升。

制法：将四味中药材洗净加水 1 升煎煮约 20 分钟，滤渣留汤备用；猪肝去筋膜洗净后切薄片，菠菜洗净后切成小段备用；先用少量油爆香葱花，加入中药汁、猪肝、菠菜，煮开后放入适量食盐，搅匀后起锅加入少许香油即可食用。

功效：护眼明目。

决明子茶

原料：决明子 10 克，菊花 5 克，山楂 15 克。

制法：决明子略捣碎后，加入菊花、山楂，以沸水冲洗，加盖焖约 30 分钟，即可饮用。

功效：决明子具有清热明目、润肠通便的功能，对于目赤涩痛、羞明多泪、头痛眩晕、目暗不明等症状有良好的改善作用。

润泽明眸茶

原料：黄芪 5 钱，丹参 3 钱，当归 3 钱，川芎 3 钱，麦冬 2 钱，合欢皮 1 钱，柴胡1钱，葛根1钱，密蒙花1钱，甘草5片。

制法：药材洗净后先加水盖过药材浸泡30分钟，之后再倒入2升的水，水滚后转文火煮20分钟即可。

功效：黄芪补气，丹参活血，当归补血，能加强眼部的气血循环，改善眼部干涩的状况。

山药沙参猪瘦肉汤

原料：山药30克，南沙参20克，猪瘦肉100克，冰糖适量。

制法：将山药、南沙参洗净，猪瘦肉切块，入锅中加4碗水，煎至1碗，加入冰糖溶化服食。1日1次。

功效：滋阴清热。

玉竹粥

原料：玉竹15～20克（鲜品30～60克），粳米60克，冰糖适量。

制法：先将新鲜玉竹去须切细，加水煎汤取汁，或用干玉竹煎取浓汁后去渣，入粳米，加适量水煮为稀粥，放入冰糖溶化后，早晚各服1次。

功效：滋阴清热。

按摩疗法

在饮食调理的同时，再配以自我按摩，能够更好地改善干眼症的症状，预防缓解。中医认为，干眼症主要与肺、肝、肾三脏有关。当肺、肝、肾三脏功能失调时，目失濡养，就会出现干涩不适、疼痛、怕光、流泪、有血丝等症状。下面提供一些简单有效的日常按摩方法来改善干眼症。

①用大拇指按压攒竹穴，如果有压痛感，说明眼睛神经紧张，眼睛内血液循环不足。可一边按，一边揉，作小圆圈运动。从1默数到10，放松休息，再重新按摩，重复3次。

②用食指按压承泣穴，一边按，一边揉，作小圆圈运动。从1默数到10，放松休息，再重新按摩，重复3次。

③以中指指腹从眉梢起，向两侧太阳穴滑动手指，一边按，一边揉，从1默数到10，放松休息，再按摩，重复10次。

④用双手食指按压四白穴，按压面不要太大，一按一松为一拍，连续做四个八拍。然后将双手拇指的螺纹面按在太阳穴上，一按一松为一拍，连续做四个八拍。

⑤将双手摩擦生热，再盖住眼睛，勿压迫双眼，深缓地呼吸，有助于消除眼睛疲劳。

⑥眨眼300下，有助于清洁眼睛，同时达到按摩效果。

⑦将毛巾浸入茶里，用来敷眼10～15分钟，可消除眼睛疲劳。

3. 干眼症的饮食策略

虽说干眼症的病因目前尚不明确，也没有一劳永逸的治疗方法，不过，只要在日常生活中注意预防还是可有效减少患病概率的。在饮食中加入一些营养眼睛的食物，无疑是最方便最有效的治疗干眼症的方法。

（1）保证眼睛健康所需的维生素

素有"护眼必备"之称的维生素A是预防眼干、眼涩、视力衰退、夜盲症的良方，以胡萝卜和绿、黄色的蔬菜及红枣中含量最多，动物肝脏、牛奶、蛋黄中也含有一定的维生素A。

维生素B也是视觉神经的营养来源之一，维生素B不足，眼睛容易疲劳；维生素B不足，容易引起角膜炎。常见的含B族维生素的食物有谷类、豆类、坚果、菠菜、海产品等。

维生素C、维生素E则有抗氧化的功能，可排除人体内不正常堆积的氧化物、自由基，避免组织破坏，对眼睛晶状体、视网膜有保护的功能。富含维生素C的食物有胡萝卜、南瓜、番茄、青椒、柿子、苹果、猕猴桃、香蕉、桃子、葡萄等，对增加眼睛的营养、防治干眼症很有好处。

（2）适量补充优质蛋白质

多吃瘦肉、禽肉、动物内脏、鱼、虾、奶类、蛋类、豆类等，这些食物中含有丰富的优质蛋白质，而蛋白质又是组成细胞的主要成分，组织的修补和更新都需要不断地补充蛋白质。

（3）多蒸煮，少油炸

食物应多生鲜，烹调宜蒸煮，避免辛辣、油炸、烧烤等促使人体老化的烹调方式和烟熏、腌渍等食物。

（4）少甜、少辣、戒烟、限酒

糖在消化时会消耗大量的维生素 B 和钙，故甜食吃得太多对眼睛健康不利。此外，辛辣的事物、吸烟、饮酒都会对眼睛造成刺激，也应该注意。

4. 干眼症的日常预防

（1）多眨眼是预防干眼症的好方法

预防干眼症最好的办法就是养成多眨眼的习惯。专家指出，干眼症是一种压力型病症，问题就出在眼睛长时间盯着一个方向看。通常情况下，当每分钟眨眼少于 5 次时，眼睛就会干燥，而当人们在工作，尤其是使用电脑工作时，眨眼的次数只有平时的三分之一，严重减少了眼内润滑剂和酶的分泌。因此，平时要多眨眼，至少每隔 1 小时就要让眼睛休息一下，改变长期连续用眼的不良习惯。

（2）预防干眼症补充水分很重要

四季都要重视补充水分，每天饮水量不宜少于 1500 ~ 2000 毫升，这对防止眼睛干燥非常重要。平时可常饮白开水、矿泉水、绿豆汤等饮品，绿茶也是很好的选择，再加些菊花、枸杞、麦冬等效果会更好，不但可以明目，还有防辐射等功能。在喝开水或饮茶时可同时用热气熏双眼，对预防干眼症亦有特效。

（3）营造让眼睛舒适的照明环境

对于长期使用电脑的人来说，一定要营造非常舒适的照明环境，避免让眼睛受到过多的光线损害。首先，电脑不应该放置在窗户的对面或背面；其次，如果身后有窗户，在开着电脑工作的时候还应拉上窗帘，避免亮光直接照射到屏幕上反射出明亮的影像而造成眼部的疲劳。

（4）适当使用角膜营养液

适量使用角膜营养液可以有效地缓解眼睛的干燥症状。另外眼保健操也可以起到放松眼球、减少视疲劳的作用。这是因为通过对眼周穴位和皮肤肌肉的按摩，能够增加眼窝内的血液循环，改善神经营养，消除大脑和眼球内的过度充血，排除积聚的代谢产物，达到消除眼疲劳的目的。

（5）切忌乱用眼药水

很多人眼睛不舒服、感觉干涩或疲劳的时候，都会点眼药水，而且眼药水点下去后眼睛的干涩和不适症状确实减轻了不少，那么干眼症是不是就可以放心地使用眼药水了呢？

其实，如果单纯是干眼症、视疲劳，最好不要用眼药水。虽然眼药水点下去之后暂时可以缓解眼部不适，但是我们常用的眼药水中含有防腐剂、激素、抗生素等成分，长期使用对眼睛造成的损害是无法弥补的。

尤其是很多上班族患者，因为上班忙，很少有人会去医院眼科就诊，眼睛不舒服了就自行去药店购买眼药水来滴，这种不负责任的行为只会给眼睛带来更大的伤害。

因此得了干眼症还是要及时到医院就诊，遵照医生嘱咐，使用专业治疗干眼症的滴眼液。

◎ 老花眼不用急，五个穴位常按摩

1. 所有人都会老花眼吗

老花眼，也叫老视，是一种正常的生理现象而非病理状态，是人们步入老年之后必然会出现的视觉问题。因为随着年龄的不断增长，眼睛的晶状体逐渐硬化，失去了易于塑造的特征，睫状肌的力量也逐渐减弱，这些都导致了眼睛的调节能力的下降。眼睛调节能力下降的结果就是看近处物体的清晰度越来越低，最终发展到必须在静态屈光矫正之外另加凸透镜片才能有清晰的近视力。

在人生的早期，人眼的调节量还是很大的，约为 15.00D ～ 25.00D。但随着年龄的增大，调节量每年大约减少 0.25D ～ 0.40D。如此情况下，当我们到了 40 岁左右的时候，眼的调节力已不足以顺利地完成近距工作，"老花"正是在这个时候开始出现。等到了 50 岁左右，眼的调节力更加低下，大部分人就需要矫正视力了。

因此，老花眼的实质是眼睛调节能力的下降，年龄只是影响调节力的一个主要因素而已。而且除了年龄影响之外，老花眼的发生与发展还有许多其他的影响因素。

（1）屈光不正

很多人都说近视的人不会有老花眼，其实事实并非如此。近视也会得老花眼，但是一般来说，远视眼比近视眼出现老花眼的时间要早，近视者配戴隐形眼镜比配戴框架眼镜出现老花眼的时间要早。

这是因为配戴的框架眼镜，矫正镜片离角膜顶点存在 12 ~ 15 毫米距离，减少了同样阅读距离的调节需求，而配戴隐形眼镜就戴在角膜面，矫正好的光学系统接近近视眼，因此，配戴隐形眼镜者比框架眼镜者出现近视眼的时间更早。

（2）用眼方法不正确

眼睛的调节需求直接与阅读或工作时的距离有关，因此，从事近距离精细工作者更容易出现老花眼的症状，并且比从事远距离工作的人出现老花眼的时间要早。

（3）个人的身体素质

长手臂的高个子相比手臂较短的矮个子来说，拥有比较远的工作距离，因而需要的调节需求就比较少，出现老花眼症状的时间也比后者晚。

（4）药物的影响

服用胰岛素、抗焦虑药、抗忧郁药、抗精神病药、抗组胺药、抗痉挛药和利尿药等的患者，由于药物对睫状肌的作用，也可能会比较早地出现老花眼的情况。

2. 老花眼的表现都有哪些

老花眼出现的时间因人而异，其不适的感觉也各有不同，但还是有一些共同的表现。

（1）近视困难

老花眼患者会逐渐发现，在以往习惯的距离阅读时已经看不清楚小字体了，所以在阅读的时候会不自觉地将头后仰或者把书报拿到更远的地方。近视困难，看远处则相对清楚，且这种近视困难的情况会随着年龄的增加而越发明显，阅读所需的距离也会越来越大。

（2）阅读需要更强的照明度

夜间看书由于灯光较暗，双眼会很不舒服，这是因为昏暗的灯光不仅会使视分辨阈升高，还会造成瞳孔散大，使老花眼的症状更加明显。因此，有老花眼的人在看书的时候都喜欢比较亮的地方，夜间看书甚至会把灯放在书本和眼睛中间。

（3）视近不能持久

眼睛调节不足就是指近点逐渐变远，但经过努力尚可看清近处物体。然而若这种努力超过限度，则会引起睫状体的紧张。当我们看过近处物体，再去看远处物体的时候，由于仍旧紧张的睫状体不能立即舒缓，因而会形成暂时的视线模糊，严重的还会出现看报易串行、字迹成双的情况，甚至最后无法阅读，即调节反应迟钝，也就是产生了视疲劳。因此，老花眼患者是不能长久视近的。

还有一些老视者会出现眼酸、眼胀痛、眼皮抽搐、眼干涩、畏光流泪、头痛、头晕、恶心、烦躁等一系列视疲劳症状，这些也都是调节反应迟钝的表现。

（4）并发症

老花眼也有并发症，如过度紧张的慢性刺激，会导致眼睑和结膜等组织的慢性炎性变化，发生结膜炎等。

3. 治疗老花眼，方法有多种

虽说老花眼只是一种生理现象，并不是一个病理状态，但是为了更舒适的生活，还是需要通过一些治疗手段来改善视物不清的状况的。

老花镜矫正

目前，矫正老花眼最传统的方法仍为配戴老花镜，即利用凸透镜来补偿眼睛调节力的不足，把近点移到习惯的阅读距离以内。这也是治疗老花眼最直接有效的方法。但需要注意的是，老花镜也是有度数的，如果度数不准，配戴者就会出现头晕、头痛的视疲劳症状，所以，配戴老花镜，科学规范的验光是非常重要的。

为了能够把眼镜配得合适，首先要了解老花眼患者的工作及其习惯阅读距离，还要测定眼的屈光度和调节程度，然后根据这些情况配适当的矫正镜片。而且，每五年要重新验光、配镜，否则长期配戴不合适的眼镜，不仅不能缓解老花眼的症状，还会掩盖一些眼部疾病，如白内障、糖尿病在眼部的表现等等。

穴位按摩

方法一

▧ 取穴

太阳穴、四白穴、迎香穴、睛明穴、阳白穴。

▧ 治法

用拇指或食指点按这 5 个穴位，力量由弱到强，逐渐加大，以能耐受为度，在感觉到明显的酸胀感后，慢慢放松，配合匀速的呼吸，最后在呼气时压入，吸气时放松。每个穴位按摩 1 分钟，连续按数遍。在完成所有动作之后，把双手掌心相对，互相摩擦至发热，然后迅速将掌心置于眼部，轻轻按揉，上眼眶由内向外，下眼眶由外向内，保持这样的打圈方式持续 1 分钟即可。

方法二

① 用双手中指来回按摩眉毛 20 次。

② 用双手四个手指向两侧按摩眼睛 20 次。

③ 用双手中指从下至上按摩鼻梁 20 次。

④ 用双手中指顺时针按摩太阳穴 20 次，再逆时针 20 次。

⑤ 用双手拇指按摩耳根 20 次。

⑥ 用双手拇指和食指捏住耳垂往下拉 20 次。

热敷疗法

① 先将专用的毛巾折成双层，泡在热水中，捞出拧干后，稍散热气，以不烫为准，放在双眼上。一定要注意毛巾的温度，不要烫伤自己，尤其是患有糖尿病的朋友，更是需要注意这一点。

② 睁开双眼，让热气直接作用于眼球。毛巾温度降低后，再泡在水中后拧干敷在眼上，反复做 3 次。

这时候，就会感觉双眼有湿润、清爽、视线清晰的感觉，如果能长期坚持，效果会更好。热敷后还可以配合按摩眼角、眼球、眼眶和太阳穴，动作一定要轻柔缓慢。

饮食疗法

中医学认为老花眼是肾水亏损、精血不足引起的，可以通过食补治疗。老花眼患者可以多吃点黑豆、黑芝麻、枸杞，可熬汤也可煮粥；还要注意多摄取富含维生素A、维生素B的食物，如动物内脏、豆制品、蛋类、绿叶蔬菜、胡萝卜、南瓜、核桃、荔枝等。

以下就给大家推荐几款可以有效预防老花眼的食谱。

▨ 菊花枸杞茶

原料：白菊花、枸杞各5克。

制法：用开水冲泡，代茶饮。

用法：每日1剂，坚持服用3个月。

功效：枸杞补益肝肾，兼能明目；菊花亦能清肝明目，两者配合，一清一补，对眼睛有明显的保护作用。

▨ 枸杞蜂蜜茶

原料：枸杞1汤匙，蜂蜜1勺。

制法：枸杞冲洗干净后放入杯中，用开水冲泡，待水温稍凉时，再放入蜂蜜，搅拌均匀后即可饮用。

用法：每日晨起、睡前各饮1杯。

功效：清肝明目。

▨ 枸杞酒

原料：枸杞200克，白酒300克。

制法：将枸杞洗净，沥干水分，剪碎后放入细口瓶内，加入白酒，密封瓶口。每日振摇酒瓶1次，浸泡15天即可饮用。饮完后再加入300克白酒，如上法再浸泡1次。

用法：每日临睡前饮用，每次饮20克。

功效：养肝明目。

▨ 山药羹

原料：山药50克，白糖适量。

制法：山药切成小块，加水煮熟，加入白糖少许，略煮片刻即成。

用法：每日服用 1 次。

功效：健脾固肾。

▣ 韭菜羊肝粥

原料：韭菜 150 克，羊肝 200 克，大米 100 克。

制法：韭菜洗净切碎，羊肝切小块，与大米同煮成粥即可。

用法：适量食用。

功效：补肝血，养阴，明目。

▣ 胡萝卜小米粥

原料：胡萝卜、小米各 50 克。

制法：将胡萝卜洗净切丝，与小米同煮粥即可。

用法：每日 1 次，连服 2 周。

功效：益脾开胃，补虚明目。

4. 老花眼预防保健怎么做

（1）眨眼

经常眨眼，利用眨眼来兴奋、维护眼肌，然后用双手轻揉眼部，能使眼部肌肉得到锻炼，延缓衰老。

（2）转动眼睛

眼睛向上、下、左、右四个方向经常来回转动，可锻炼眼肌。

（3）按摩眼睛

两手食指弯曲，从内眼角横揉至外眼角，再从外眼角横揉至内眼角，力度适中；再用食指按太阳穴数次。每日早、晚各做 1 遍，可预防老花眼、白内障等眼病的发生。

（4）避免刺激眼睛

从暗处到阳光下时要闭目，不要让阳光直接照射眼睛；看电视、玩电脑的时间不宜过久，及时放松眼睛，保护视力。

（5）掌握正确的阅读方法

读书时坐姿要端正，全身肌肉放松，读物距离眼睛的距离应在 30 厘米以上；身体不要过分前倾，否则会引发背部肌肉的劳损。切记，不要在床上躺着看书，更不要在过度疲劳时强行读书。

（6）注意锻炼、合理膳食

要多做全身运动，增加全身血液循环。多食富含维生素、优质蛋白的食物，如瘦肉、鱼、牛奶、黑豆和黑芝麻，减缓视力的衰退。

● 白内障致盲率高，如何治疗是关键

1. 认识白内障

老年性白内障是老年人常见病、多发病，为主要致盲的眼病之一。据统计资料显示，我国约有 5000 万老年人患有白内障，致盲率约占老年眼病中的 50% 左右。

在医学上，由于老化、遗传、局部营养障碍、免疫与代谢异常、外伤、中毒、辐射等，引起晶状体代谢紊乱，导致晶状体蛋白质变性而发生混浊的疾病，称为白内障。光线被混浊晶状体阻扰无法投射在视网膜上，就会造成视物模糊。

简单来说，白内障就是一种与晶状体混浊程度有关，以视力逐渐下降为主要表现的眼部疾病。最初表现为视物模糊，但随着症状加重，最后只能分辨光亮而看不清东西了。该病多见于 40 岁以上的人群，且随年龄增长，其发病率会增高。

白内障也有"先天"和"后天"之分，先天性白内障，又叫发育性白内障，多在出生前后即已存在，可伴有遗传性疾病，多与胎儿发育障碍，或者母体或胎儿的全身病变有关。后天性白内障，是指出生后因全身疾病或局部眼病、营养代谢异常、中毒、变性及外伤等原因所致的晶状体混浊，具体又可分为六种：老年性白内障、并发性白内障、外伤性白内障、代谢性白内障、放射性白内障、药物及中毒性白内障，其中以老年性白内障最为常见，也是我们这一节要详细讲解的。

2. 早诊断，早治疗，让眼睛亮起来

老年性白内障并非不治之症，因此，患了白内障，老年人也不要过于担心，

只要在初发时及时、有效治疗，还是能够控制白内障的进一步恶化的。

药物治疗

目前对于药物治疗白内障，国内外都处于探索研究阶段，还没有发现哪一种药物在治疗白内障上被证明有明显的作用。对一些早起的白内障，用药之后病情有可能会逐渐减轻，但这不一定是药物在发挥作用。因为白内障从早起发展至成熟的过程是比较漫长的，有可能在某一个发展阶段自然停止，不再恶化，显然这种情况并非药物的作用。一些中期的白内障患者，用药后晶状体的浑浊程度和视力并没有得到改善，而一些近乎成熟期的白内障患者，药物对他们来说已经没有了实际的意义。

手术治疗

目前关于白内障手术治疗的方法有以下两种：

（1）**白内障超声乳化术**

这是近年来国内外开展的新型白内障手术，使用超声波将晶状体核粉碎，使其呈乳糜状，然后连同皮质一起吸出，保留晶状体后囊膜，同时植入房型人工晶状体。其优点是切口小，组织损伤少，手术时间短，视力恢复快。

（2）**白内障囊外摘除术**

将浑浊的晶状体核排出，吸出皮质，但留下晶状体后囊膜，同时植入后房型人工晶状体，术后可立即恢复视力功能，是目前白内障的常规手术方式。

术后护理

手术治疗白内障，时间短，效果明显，但是术后要注意对眼睛的保护，要做到以下几点。

（1）**术后多休息**

白内障手术后应该多休息，手术当天回到病房后，要求患者放松、仰头，头略抬高，平卧，不可震动头部；严格控制用眼时间，每隔 1 小时就要让眼睛休息 10 ~ 15 分钟，并确保充足的睡眠，让眼睛得到休息。

（2）**观察术后反应**

若患者术后反映头痛、术眼剧痛、异物感，同时伴有心烦、恶心等症，应立即通知医护人员。

（3）注意眼部卫生

遵医嘱按时上药，并保持眼部和周围及药水的清洁卫生，不得用不清洁的手及手帕等物揉眼，以防眼部发生感染。

（4）掌握术后的饮食

白内障术后第一天要求进软食，如粥、蛋羹、面条、面片等，不得吃刺激性食物，如大葱、大蒜、辣椒，不能吃难以咀嚼的硬性食物，禁烟酒，有高血压病病史的患者饮食要清淡、低盐，有糖尿病史的除了给予降糖的药物控制血糖外，同时也要严格控制引起血糖升高的食物。

（5）保持术后大小便通畅

术后 8 小时不能自行排尿的必须引起注意，要解除患者的思想顾虑，必要是采取导尿措施；3 天后无大便的，可用开塞露、塞肠等帮助排便，并叮嘱患者不要用力排便，可在饮食中添加粗纤维食物。

（6）定期复查

术后 3 个月内尽量避免碰撞术眼，以免切口愈合不良而裂开；有远视、近视或散光的患者，术后应该到医院检查，配戴合适的眼镜，减少视疲劳。

针灸治疗

中医古籍中并无"白内障"之名，对于今之所谓白内障一病，中医将其归在内障眼病这一大类之中，如圆翳内障、银内障等。认为本病以虚证居多，与肝、肾、脾三脏有关，其中与肝肾阴虚最为密切。现代中医治疗白内障多以药物及针灸治疗为主，头针、耳针、激光穴位照射、穴位冷冻等方法的使用时有报道，对恢复视力，疗效确切。此外，金针拨障术作为一种独特的传统眼科手术，现在应用得也非常广泛。

然而，目前针对白内障的中医治疗主要在其发展早期，对中晚期的观察研究较少，针灸治疗也存在着疗程长以及不能消除晶状体混浊等问题。

3. 白内障防大于治

尽管白内障不能完全被预防，但是只要多加注意，就可以减缓白内障的进展速度。

（1）**养成良好的生活习惯**

平时注意保持情绪稳定，避免精神过度紧张注意劳逸结合，生活有规律；进行适度的体育锻炼，增强机体的抵抗力；控制血糖、血压，保持良好的心肺功能。

（2）**避免对眼睛的过度刺激**

尽量减少灯光下近距离工作或阅读的时间，避免过度疲劳；减少在阳光下的暴露时间，避免阳光过度照射，阳光强烈时外出，应戴帽或打伞或戴防紫外线的眼镜；若必须在户外强光下劳动或活动时，最好能配戴吸收紫外线的墨镜和宽边帽进行防护，以减少紫外线的辐射。

（3）**控制饮食**

在饮食上，忌烟限酒，低盐饮食，少饮浓茶、咖啡等刺激性的饮料；控制动物脂肪、高胆固醇摄入，如限制蛋黄、肥肉、动物内脏等；避免高糖饮食。

（4）**多吃新鲜蔬菜和水果**

多吃新鲜的蔬菜和水果及海带，特别是深绿的蔬菜，如菠菜、芥蓝等。这是因为其中所含特定抗氧化剂，能保护眼睛免于阳光紫外线的损害，而避免罹患白内障。

（5）**适当补充 B 族维生素、维生素 C、维生素 E 及微量元素**

B 族维生素是维护神经系统（包括视觉神经）正常功能的重要物质，有保护眼睑、结膜、球结膜和角膜的作用。含 B 族维生素丰富的食物有麦麸、豆类、小米、肉类、鱼类、家禽、蛋类、奶制品等。

维生素 C 能减弱光线对晶状体的损害，具有防止老年性白内障形成的作用。含维生素 C 丰富的蔬菜有四季豆、大白菜、菜心、盖菜、苋菜、蒜苗、西红柿等；水果有柑、橘、橙、杏、桃、李、柚、柠檬、柿子、大枣、山楂、桂圆等。

（6）**预防脱水**

人在脱水的状态下（如不明原因引起的腹泻、呕吐等），正常体液代谢发生紊乱，就会产生一些异常的化学物质，损害晶状体，导致白内障的发生。而对已患有白内障的人来说，脱水可以使病情进一步加重。因此要养成多饮水的习惯，及时补充液体。

◉ 青光眼危害大，常常按摩巧防治

1. 何谓青光眼

每年的 3 月 6 日，是"世界青光眼日"，全世界都在那一天进行青光眼知识的普及和宣教。青光眼是导致人类失明的三大致盲眼病之一，它是指眼压升高之后，给眼球各部分组织和视功能带来损害的一种眼部疾病。若不及时治疗，可造成失明等严重后果。

在国内外失明的人口中，大约 10% ~ 15% 是由青光眼所引起的，而 40 岁以上的成年人中，大约有 2% 的人患有青光眼。虽然青光眼到目前所知没有绝对的遗传性，但是有家庭病史的人、糖尿病患者、高龄白内障患者，特别是高度近视的人，都是青光眼的高危险群。

另外，长期面对电脑的人，也容易患上青光眼。日本一项研究成果表明，长期每天面对电脑屏幕超过 9 小时的人，患上青光眼的概率是其他人的 2 倍，其中近视患者更是高危人士。研究人员虽未能明确解释其中的原因，但确信患有近视的视觉神经比正常的视觉神经更容易受到电脑屏幕的影响。

2. 青光眼的各型分析

青光眼可大致分为先天性青光眼、原发性青光眼、继发性青光眼、混合型青光眼四种，下面进行简单介绍。

（1）先天性青光眼

先天性青光眼根据发病年龄又可分为婴幼儿性青光眼及青少年性青光眼。30 岁以下的青光眼均属此类范畴。先天性青光眼形成的原因是胚胎发育过程中眼前房角发育异常，致使房水排出受阻，引起眼压升高。

① 婴幼儿性青光眼。一般将 0 ~ 3 岁青光眼患儿归为婴幼儿行青光眼，是先天性青光眼中最常见者。婴儿在母体内即患病，出生后立即或缓慢表现出相应症状。一般是双眼性病变，但却不一定同时起病。临床表现为患儿出生后眼球明显突出、怕光、流泪、喜揉眼、眼睑痉挛、角膜混浊不清、易激动哭闹、饮食差

或呕吐、汗多等。因小儿的眼球壁正处于发育阶段，因此在此阶段早发现、早治疗，有利于患儿的预后。

②青少年性青光眼。发病年龄 3 ~ 30 岁之间的为青少年性青光眼，其发病隐蔽，危害性极大。近年来此型多发生于近视患者，且有发病率不断上升的趋势，90% 以上的患者并不出现典型青光眼症状。

（2）原发性青光眼

原发性青光眼又可分为原发性急性闭角型青光眼、原发性慢性闭角型青光眼、原发性开角型青光眼。

①原发性急性闭角型青光眼。急性闭角型青光眼多发于中老年人，且女性发病率较高，实则是慢性闭角型青光眼反复迁延而来。此型来势凶猛，症状严重，表现为突然发作的剧烈眼胀、头痛、视力锐减、眼球坚硬如石、结膜充血、恶心、呕吐、大便秘结、血压升高，如得不到及时诊治，24 ~ 48 小时即可完全失明，即所谓"暴发型青光眼"。临床上也有部分患者对疼痛忍受性较强，仅表现为眼眶及眼部不适，甚则眼部无任何症状，而转移至前额、耳部、上颌窦、牙齿等疼痛。

②原发性慢性闭角型青光眼。慢性闭角型青光眼的发病年龄在 30 岁以上。发病一般都有明显的诱因，如情绪激动、视疲劳、用脑过度、长期失眠、习惯性便秘、妇女处于经期等。可表现为眼部干涩、胀痛、疲劳不适、视物模糊或视力下降、虹视、头昏、头痛、失眠、血压升高。有的患者无任何症状也可能会失明。此型若反复发作，可形成暴发型青光眼。

③原发性开角型青光眼。开角型青光眼多发生于 40 岁以上的人，其中 25% 的患者有家族病史，绝大多数患者无明显症状，有的直至失明也无不适感。

（3）继发性青光眼

继发性青光眼一般由眼部或全身疾病引起，病因复杂，种类繁多，有屈光不正继发青光眼，角膜、结膜、葡萄膜炎等继发青光眼，白内障继发青光眼，外伤性青光眼。

（4）混合型青光眼

两种原发性青光眼同时存在，即为混合型青光眼，临床上表现为各种类型的青光眼症状的合并。

3. 按摩可有效预防青光眼

一说到青光眼的治疗，我们首先想到的就是药物治疗或手术治疗，却往往忽视了最安全、最绿色的理疗方法——按摩疗法。按摩虽然较药物或手术在起效上慢了一些，但是从长远来看，对预防青光眼，还是有很好的效果的。

方法一

① 先将手指由印堂轻揉至太阳穴，接着由目下眶的鼻侧轻揉至外眼角处，最后再沿着睛明穴，由眼球上方轻推向外眼角处。反复做 36 次。

② 左手拇指、食指尖轻放在两侧睛明穴，右手掌放在后头部，轻轻对按 3 ~ 5 分钟。若后头部有凉感，可按至有发热感为止。

③ 按摩颈部，在明显感觉到有压痛的地方多加按揉。这是因为颈部异常可能会导致眼睛疲劳、视力下降，甚至出现青光眼。

④ 快速摩擦双手，当感到双掌因摩擦发热时，迅速将手掌根部放在双眼球上，使眼球受到手的热敷。双手摩擦会产生高静电，眼球接触双掌会受到一股电流作用，产生治疗效应。如果每天数次，并持之以恒，可使眼压下降，眼球变软，症状缓解。

方法二

① 用大拇指指腹按摩上眼皮，用食指指腹按摩下眼皮。从内眼角按摩到外眼角，像在描画眼睛轮廓一样地按摩。1 个地方按 5 秒，5 秒到了后，指尖离开皮肤。1 天做 2 次。注意用手指按压的是眼窝骨骼的边缘部分，切记勿按、戳眼球。按摩的力度不要过大，以感觉不到疼痛的轻柔力量进行。

② 用一手的食指或大拇指的指腹轻揉睛明、承泣两穴，用另一只手的大拇指较重地按合谷穴。1 个穴位需至少按 5 秒。

4. 青光眼的日常护理也很重要

青光眼是一种慢性疾病，发展过程缓慢，治疗周期长，有的甚至需要终生用药。因此，除了要在治疗上循序渐进、按部就班之外，在日常生活中，也要注意细心调养，从饮食、生活习惯等方面，给青光眼的治疗和恢复提供支持。

（1）"三忌"

三忌，即忌烟，忌酒，忌浓茶。烟草中的尼古丁可引起视网膜血管痉挛，导致视神经缺血；氰化物可引起中毒性弱视，危害视功能。大量饮酒可造成眼球毛细血管扩张，眼睛充血加重，甚至导致青光眼急性发作。常喝浓茶虽有利尿之功能，但往往会过度兴奋，影响睡眠，引起眼压升高，危害视力健康。

（2）合理安排饮食结构

注意饮食卫生，营养的摄取要全面丰富。多吃易消化的食物；多吃含有维生素和纤维的食物，如蔬菜、水果等，以保持大便通畅；不吃刺激性的食物，如辣椒、生葱、胡椒等。

（3）注意节制饮水量

一般每次饮水不要超过500毫升，否则可造成血液稀释，血浆渗透压降低，使房水产生相对增多，引起眼压升高。

（4）禁止口服或肌肉注射阿托品类药物

青光眼患者禁止口服或肌内注射阿托品类药物，如遇腹痛等特殊情况，应将青光眼病史及时告诉医生，使用其他类型止痛药。

（5）切忌随便用药

青光眼患者的用药要严格遵照医嘱，用药前仔细阅读说明书，切不可随便用药。因为有些药物，如阿托品、东莨菪碱、颠茄、普鲁本辛、胃复安、安定及口服避孕药等，可引起眼压升高。

（6）定期检查

青光眼患者一般3～6个月就要做1次眼部检查，尤其是视力、视野、视盘的变化。

（7）避免过度用眼

青光眼患者避免过度用眼，看书或工作不宜低头时间太久，差不多1个小时就要起来休息一下，让眼睛放松。另外，不要戴墨镜，切忌在黑暗处停留过长的时间，因为黑暗会使瞳孔散大。

（8）避免引起腹压增加的动作

避免过分弯腰、低头、屏气、负重的活动，以免腹压增加引起眼压升高，加重病情。

（9）避免生气

情绪波动过大，常可引起瞳孔散大，眼压增高，加重病情。

◕ 夜盲症补维生素A，配合穴位疗效好

1. 夜盲症知多少

夜盲是指白天视力正常，但到了夜晚或者暗处之后，视力就变得很差甚至是完全看不清楚东西，其特点就是暗适应差，是暗适应时间延长的重症表现。也正是因为夜盲的这一特点和鸟雀、家禽入暮后不能见物的情况相似，所以，夜盲也被称为"雀蒙眼""雀盲"。

那么，人为什么会得夜盲呢？

这是因为在人的眼底的视网膜上有圆锥体细胞和细长形杆状细胞两种细胞，其中圆锥体细胞主管白天视物，细长形杆状细胞则主管夜间视物。这两种细胞中都存在同一种光感物质即视紫红质，这种视紫红质实际上是由维生素A参与的蛋白质。当光线照射时，这种蛋白质发生结构的变化，引发神经冲动传入大脑形成影像，这时，视紫红质自身开始"褪色"，若此时进入暗处，由于视紫红质的消失，眼睛对光线也就不再敏感，严重的话就会看不清楚物体。

在正常的情况下，人体内如果有足够的维生素A，那么在视网膜和肝脏酶的作用下，视紫红质会再生，恢复对光的敏感性，人在暗处就能够看清物体；如果人体没有足够的维生素A，视紫红质的再生就会缓慢，就会造成人在暗处很长时间都看不见；一旦人体内严重缺乏维生素A，视紫红质无法再生，人在暗处就完全看不见，即夜盲。因此，维生素A对于夜盲有非常直接的影响。

通常，我们将饮食中缺乏维生素A或维生素A吸收不良，导致视网膜杆状细胞无法合成视紫红质造成的夜盲称为暂时性夜盲，这种类型的夜盲只要适当补充维生素A，在短时间内即可痊愈。由视网膜杆状细胞营养不良或本身病变导致

视紫红质再生迟缓的夜盲称为获得性夜盲，这种类型的夜盲随着疾病的痊愈也是会逐渐改善的。一旦视网膜色素发生性变或者杆状细胞发育不良，失去了合成视紫红质的功能，那么这种类型的夜盲就是先天性的了，属于先天性遗传性眼病。

2. 夜盲症采取综合疗法效果显著

在临床治疗方面，西医认为夜盲症是不治之症，中医则认为夜盲症虽然早期易治，后期难治，但只要通过辨证论治，适当正确地使用中药和针灸，还是能够控制住夜盲症病情的恶化的，甚至还有治愈的可能。

中医成夜盲为"高风内障"，对于早期的病例，都采用中医综合疗法，多用肝肾双补或五脏兼补之法。

中药疗法

① 肝肾双补的首选方，为十全明目汤，其具体用药为：熟地、枸杞、桑葚子、蒺藜子、覆盆子、楮实子、英丝子、决明子、车前子。

② 五脏兼补的首选方，为全真散，其具体用药为：党参、黄芪、熟地、当归、枸杞、枣仁、龟甲、五味子、淮山、黄精、肉苁蓉。

针灸疗法

中药配合针灸，是中医治疗夜盲症的一大特色。

▶ 取穴

睛明、球后、风池、养老、肾俞、肝俞、足三里、足光明、三阴交等。

▶ 治法

以上穴位远近配合，每次选用 3 ~ 4 个，中等刺激，留针 30 分钟，每天 1 次，15 次为 1 疗程。梅花针、耳针、头针、埋针、穴位埋线、穴位注射、穴位按摩等方法均可配合使用。

饮食疗法

▶ 猪肝桑叶汤

原料：猪肝 100 克，桑叶 15 克。

制法：将猪肝去臊膜洗净，桑叶洗净，两味加清水共煮，用盐调味即可。

用法：饮汤吃肝。

功效：辅助治疗夜盲症。

▓ 羊肝枸杞汤

原料：羊肝 50 克，枸杞 10 克。

制法：将羊肝洗净切成片，和枸杞一起放入锅内，加水适量，煮 20 分钟即可。

用法：吃肝喝汤。

功效：辅助治疗夜盲症。

▓ 羊肝红薯粥

原料：羊肝 90 克，鲜嫩红薯叶 100 克，大米 100 克。

制法：羊肝洗净、切块，红薯叶洗净、切碎，与大米同煮为粥。

用法：每日 1 剂，早晚服用。

功效：辅助治疗夜盲症。

▓ 猪肝煮韭菜

原料：猪肝、韭菜适量。

制法：猪肝与韭菜共煮，不必加盐。

用法：吃肝饮汤，久服为宜。

功效：辅助治疗夜盲症、视物模糊。

▓ 马兰头炒猪肝

原料：马兰头、猪肝适量。

制法：将马兰头与猪肝同炒。

用法：宜长期食用。

功效：辅助治疗夜盲症。

▓ 胡萝卜炒鳝鱼

原料：胡萝卜 600 克，鳝鱼肉 400 克，油、盐、酱油、醋各适量。

制法：把胡萝卜、鳝鱼肉切成丝，加油、盐、酱油、醋炒熟。

用法：每日 1 次，10 天为 1 疗程。

功效：辅助治疗夜盲症。

▨ 鳗鱼炖荸荠

原料：鳗鱼 300 克，荸荠 7 个。

制法：将鳗鱼、荸荠炖后服用。

用法：每日 1 次。

功效：辅助治疗夜盲症。

▨ 兔肝鸡蛋汤

原料：兔肝 2 具，鸡蛋 1 个。

制法：先烧水至开，加少许油盐，后将切片的兔肝放入，再打入鸡蛋，煮至兔肝熟后食用。

用法：佐餐食。

功效：辅助治疗夜盲症。

▨ 菠菜炒猪血

原料：菠菜 500 克，猪血 250 克，植物油、食盐、味精各适量。

制法：菠菜切段，猪血切块；锅内放油，烧至八成热时加入猪血、菠菜，大火煸炒 10 分钟，调味起锅。

用法：佐餐食。

功效：辅助治疗夜盲症。

▨ 胡萝卜粥

原料：胡萝卜 250 克，粳米 250 克。

制法：将胡萝卜、粳米共煮成粥。

用法：作早餐或夜宵。

功效：辅助治疗夜盲症。

▨ 爆炒羊肝

原料：羊肝 500 克，黄酒、姜、淀粉、食油、酱油、醋、糖、葱各少许。

制法：将羊肝切片，用湿淀粉拌匀，油锅烧热后爆炒，烹上调料即可。

用法：佐餐食。

功效：辅助治疗夜盲症。

■ **猪肝炒胡萝卜**

原料：胡萝卜 350 克，猪肝 400 克。

制法：胡萝卜与猪肝同炒。

用法：佐餐食用。

功效：辅助治疗夜盲症、角膜干燥症。

■ **豉蛋鱼肝方**

原料：豆豉 15 克，鸡蛋 2 个，鱼肝 1 具。

制法：将豆豉、鸡蛋和鱼肝一同蒸熟食用。

用法：每日 1 剂。

功效：辅助治疗夜盲症。

■ **豉葱猪肝方**

原料：豆豉 15 克，葱白 3 根，猪肝 30 克。

制法：将葱白、豆豉捣烂用生油炒，放猪肝和水少许，煮熟即可。

用法：佐餐食用。

功效：辅助治疗肝虚眼花、视物不清。

■ **动物肝方**

原料：动物肝适量（牛、羊、猪、鸡、鸭肝均可）。

制法：煮服或蒸熟后烘干研末拌红糖芝麻食用。

用法：每次 10 ~ 15 克，饭前服。

功效：辅助治疗夜盲症。

■ **清炖鲫鱼汤**

原料：新鲜鲫鱼。

制法：将鲫鱼去鳞、内脏，洗净，清炖即可。

用法：吃鱼喝汤。

功效：辅助治疗夜盲症。

3. 有效的护理有助于夜盲症的治疗

除以上膳食之外，夜盲症患者还可以按照以下方式进行有效护理。

（1）合理安排饮食结构

合理安排饮食结构，能够对夜盲症的预防起积极的作用。尤其是对婴儿以及正处于发育时期的青少年来说，家长要做到孩子的饮食多样化，除了主食之外，同样要吃鱼、蛋、乳品和动物的内脏，还有新鲜蔬菜之类的食物。

（2）多吃富含维生素 A 的食物

夜盲症患者应多吃富含维生素 A 的食物，比如鸡蛋和动物的肝脏；多吃新鲜蔬菜和水果，也可以很好地防治夜盲症。

（3）适当做些户外运动

对于一些病症比较重的患者，夜盲症的预防需要卧床休息。但是大多数人还是可以多做一些户外的运动，而且还要多接触阳光，并且注意个人的卫生，预防全身性的疾病。

夜盲症的护理在治疗中可以起到辅助作用，但是治疗夜盲症还需要依靠专业的治疗方法。关键还是自身对夜盲症要做到了解、重视，但不过分紧张为度。平时以预防为主，若是得病，就应该及时就医，以减缓病情的发展。

◑ 眼痒难耐，得了沙眼怎么办

1. 沙眼可不是眼睛进了沙子

沙眼是由沙眼衣原体引起的一种慢性传染性结膜角膜炎，它会使我们感到眼睛发痒、干燥和灼痛，犹如有沙子进入一样。因其在睑结膜表面形成粗糙不平的外观，形似沙粒，故名沙眼。

沙眼多发于儿童和青少年身上，沙眼衣原体感染结膜后，潜伏期约为 5 ~ 12 天。患者早期并无不适的感觉，仅在体检时才会发现。病发后，多数有流泪、畏光、痒涩感、异物感、烧灼感和干燥感等症状。

在医学界，沙眼是排在白内障之后的第二位致盲眼病，因为沙眼如果不能及时得到治疗，会使原本像玻璃一样光滑透明的角膜表面因为摩擦而变得粗糙，变得混浊，致使透光性降低，最终导致失明。

2. 治疗沙眼，药物、手术加食疗

药物治疗

沙眼衣原体对四环素族、大环内酯类及氟喹诺类抗菌药物敏感，局部可滴用 0.1% 利福平或 15% 磺胺醋酰钠滴眼液。急性期或严重的沙眼应全身应用抗生素治疗，可口服多西环素或红霉素。

手术治疗

当沙眼引起其他眼部并发症时，如严重的内翻倒睫、性病性淋巴肉芽肿引起的化脓性淋巴结炎、象皮肿等，可以通过手术的方式治疗。

饮食疗法

◤ 百合红枣粥

原料：百合 10 克，山药 15 克，薏仁 20 克，红枣（去核）10 枚。

制法：将上述材料洗净，共同煮粥食用。

用法：正餐食。

◤ 菊杞茶

原料：菊花、枸杞各适量。

制法：取适量菊花、枸杞放入杯中，开水浸泡 10 分钟左右即可。

用法：代茶饮。

◤ 金银花饮

原料：金银花 10 克，车前叶 10 克，霜桑叶 10 克，白芷 10 克，白糖适量。

制法：将以上药物加水适量，煎汤（轻煎），再加入白糖。

用法：代茶饮。

◤ 菊槐绿茶

原料：菊花 3 克，槐花 3 克，绿茶 3 克。

制法：将以上药物放入杯中，以沸水冲泡 5 分钟即可。

用法：代茶饮。

◤ 黑豆核桃粉

原料：黑豆、核桃仁各 500 克，牛奶 1 杯，蜂蜜适量。

制法：将黑豆炒熟后放冷，磨成粉；核桃仁炒微焦去衣，待冷后捣成泥；两种食物各取 1 匙，冲入煮沸过的牛奶后加入蜂蜜 1 匙。

用法：早晨或早餐后服食。

▧ 枸杞粥

原料：枸杞、大米适量。

制法：将枸杞和大米共煮成粥，加入白糖食用。

用法：正餐食。

3. 有效防沙眼，饮食需注意

除了正常的药物治疗和一些食疗方子调理之外，预防沙眼还应该从日常饮食上多加注意，要明白什么样的食物可以吃，宜多吃，什么样的食物要少吃或是不吃。

① 肉类食物适宜吃些在肉类中相对清淡、易消化、富有营养的，如猪瘦肉、鸡肉、猪肝、兔肉、羊肉等。

② 多吃新鲜蔬菜，如丝瓜、黄瓜、苦瓜、青菜、豆角；宜喝鲜榨果汁，如橙汁、橘汁、多吃苹果、雪梨、葡萄干、龙眼肉、杨桃等；多吃富含维生素 B_2 和维生素 C 的食物，也可以适当服用以上两种维生素制剂。

③ 多吃具有明目作用的食物，如枸杞、香蕉、桑葚子等。

④ 多吃含维生素 A 的食物，如各种动物的肝脏、鱼肝油、奶类、蛋类，植物性食物中的胡萝卜、苋菜、菠菜、韭菜、青椒、红心白薯，以及水果中的橘子、杏、柿子等。

⑤ 多吃含铬食物，如谷物、肉类、乳酪及蛋黄等。铬元素在眼球发育中可使其渗透压保持平衡，体内铬含量不足可导致晶状体鼓出变凸，致使眼的屈光度增大，不仅易形成近视眼，对沙眼的防治也有影响。根据专家的测算，儿童每天约需铬 50 ~ 200 微克。

⑥ 多吃含钙的食物，因为钙的缺乏也是造成视力发育不良、形成近视以及导致其他眼病的重要原因之一。含钙丰富的食物有牛奶、豆制品、鱼虾、芝麻酱、动物骨等，还要注意搭配动物的肝脏、蛋黄、绿色蔬菜等富含维生素 D 的食物食用，

同时注意多晒太阳，增加钙的吸收与利用。

⑦ 适当吃些硬质食物，增加咀吃力频率与力度，可促进小儿视力的发育。这是因为咀吃力可增加面部肌肉包括眼肌的力量，使之具有调节晶状体的强大能力，避免近视眼及沙眼等其他眼病的发生。比较适合儿童的硬质食物有胡萝卜、水果、甘蓝、动物骨、豆类等。

⑧ 禁吃辛辣刺激的食物，如辣椒、油炸饼、油炸花生、油炸辣蚕豆、生姜以及火烤的食物等。

⑨ 少食肥腻生痰生湿的食物，如猪肥肉、鲮鱼等。

⑩ 宜戒烟，禁烈酒、浓咖啡等。

除了饮食上的禁忌，对沙眼患者的护理也要在一些细节上多加注意：患者使用过的生活用具，如毛巾、脸盆、枕头、被套等要经常煮沸消毒或阳光下晾晒；点过眼药后，宜用酒精棉球擦手；要勤洗手、勤剪指甲，不用手或不洁物品擦揉眼睛；最好用流动的水洗手洗脸；使用眼药水一定要咨询医生，不可乱用。

第三章

五脏调和，气血充盈，眼睛健康

眼睛里面有五轮，它与五脏有关系

◉ 眼有五轮，荟萃中医眼科特色

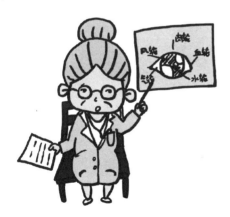

在开始解释"眼有五轮"之前，我们需要了解一下中医对眼睛结构的认识。中医称眼球为"眼球"，又名"目珠"，位于眼眶内，靠前部中央，形圆似珠；眼珠的外壁称为黑睛和白睛，其中前端中央为黑睛，黑睛内为黄仁，黄仁正中有圆孔，称为瞳神；黑睛后接白睛。中医又认为眼珠内有神水、神膏、视衣等，其后端接目系，上入于脑。

而且，中医认为眼睛的不同部位分属于不同的脏腑。《灵枢·大惑论》中就有记载："睛之窠为眼，骨之精为瞳子，筋之精为黑睛，血之精为络，其窠气之精为白眼，肌肉之精为约束，裹撷筋骨血气之精而与脉并为系，上属于脑，后出于项中。"

后世医家根据这种分属，将我们的双目归为"五轮"，即瞳仁属肾，肾属水，称为水轮；黑睛属肝，肝属风，称为风轮；两眦血络属心，心主血，称为血轮；白睛属肺，肺主气，称为气轮；眼睑属脾，脾主肌肉，称为肉轮。

据考，"五轮"一词最早见于晚唐《刘皓眼论准的歌》，而五轮学说最早的记载见于《太平圣惠方·眼论》的记载为早。至于将眼划分的各个部分名之为"轮"，《审视瑶函·五轮所属论》中的解释是取"其像如车轮圆转运动"之意。

◉ 五轮学说，解密眼与五脏关系

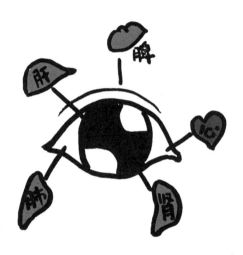

中医学关于眼睛与脏腑的关系，体现在"五轮学说"之中。认为"轮属标，脏属本，轮之有病，多由脏失调所致"，脏腑的病变能相应地在眼部出现某些特征，可以作为诊断的参考。另外，内脏的活动不论在生理、病理等方面，都可以反映于眼部的变化。

（1）**肉轮指胞睑**

胞睑在脏属脾，脾主肌肉，故称肉轮。因脾与胃相表里，所以，肉轮疾病常责之于脾胃。

（2）**血轮指两眦**

两眦在脏属心，心主血，故称血轮。因心与小肠相表里，所以，血轮疾病常责之于心和小肠。

（3）气轮指白睛

白睛在脏属肺，肺主气，故称气轮。因肺与大肠相表里，所以，气轮疾病常责之于肺和大肠。此外，白睛环绕黑睛周围，紧密相连，一旦发生病变，容易相互影响。

（4）风轮指黑睛

黑睛在脏属肝，肝主风，故称风轮。肝与胆相表里，故而风轮疾病常责之于肝胆。此外，黑睛之内为黄仁，黑睛与黄仁之间充满神水，瞳神位于黄仁中央，故当黑睛疾病之病邪深入时，容易影响黄仁、神水，并波及瞳神。

（5）水轮指瞳神

此处为广义的瞳神，即是指除瞳孔外，还包括葡萄膜、视网膜、视神经以及房水、晶状体、玻璃状体等。瞳神在脏属肾，肾主水，故称水轮。因肾与膀胱相表里，所以水轮疾病责之于肾和膀胱。

观察眼睛不同部位的形色变化，可以诊察脏腑病变，对疾病的诊断具有一定的指导意义。

眼与脏腑相感应，出了问题共同治

《灵枢·大惑论》云："五脏六腑之精气，皆上注于目而为之精。"这里的"精"，就是指精明，即眼的视觉功能。若脏腑功能失调，精气不能上充营养于目，则会影响眼部的正常功能，甚至发生眼病。由此可知，我们眼睛的正常功能，依赖于五脏六腑的健康状态。

◎ 心与小肠，营养于目

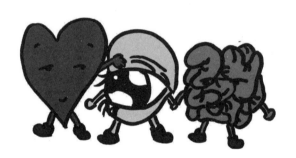

1. 心主血脉，诸脉属目

《素问·五脏生成篇》有"诸血者，皆属于心""心之合脉也""诸脉者，皆属于目"的记载，即心主全身血脉，脉中血液受心气推动，循环全身，上输于目，目受血养，才能维持视觉。

2. 心主藏神，目为心使

《灵枢·大惑论》说："目者心之使也，心者神之舍也。"这里的"神"，指的就是人的精神、思维活动，实际上就是脑的活动。由于心是神的"舍"，神藏于心，而心的外用又在于目，故眼之能视，受心主使。再者心为五脏六腑的大主，脏腑精气都任心所使，而目赖于脏腑精气所养，能视又受心主使，所以，人体五脏六腑精气的盛衰，以及精神活动的状态，均能反映于目，这也就为中医望诊的"望目察神"提供了重要依据。

3. 肠主消化，滋养于目

人食水谷，由胃腐熟后进入小肠，小肠进一步消化，分清别浊，清者，包括津液和水谷之精气，由脾转输全身，从而使目受到滋养。此外，心与小肠相表里，经脉相互络属，经气相互流通，故小肠功能正常与否，既关系到心，也影响到眼。

◉ 肝胆相照，滋养眼睛

1. 肝开窍于目

肝开窍于目，通观十二经脉，唯有肝脉是本经直接上连目系的。

眼是肝与外界联系的窍道，而肝所受藏的精微物质，也源源不断地输送至眼，使眼受到滋养，从而维持其视觉功能。

2 肝主藏血，血养于目

肝主藏血，具有贮藏血液、调节血量的功能。目为肝之窍，尤以肝血的濡养为重要，自古便有："肝受血而能视"的说法。而且血与眼内神水、神膏、瞳神等关系密切，血养水、水养膏、膏护瞳神，才能维持眼的视觉。

3. 肝气通达，上养双目

凡是供给眼部的血液、津液，无不依赖于气的推动；而人体气机是否调畅，又与肝的疏泄功能密切相关。因为肝主疏泄，具有调畅气机的重要作用，只有肝气通达，血液、津液才能顺利地实现上通双目，进而营养双目，双目才能够正常地辨色视物。此外，泪液对眼珠具有濡润和保护作用，它的分泌和排泄同样要受肝气的制约，与肝的疏泄功能相关。

4. 胆汁升发，涵养瞳神

肝与胆互为表里，肝之余气溢于胆，聚而成精，乃为胆汁。故胆汁的分泌和排泄，都要受到肝的疏泄功能的影响。而对胆与目的关系，《审视瑶函》中说："神膏者，目内包涵之膏液，……由胆中渗润精汁，升发于上，积而成者，方能涵养瞳神。此膏一衰，则瞳神有损。"由此可知，胆汁于眼，同样也十分重要的。

🔵 脾胃和合，眼睛才明亮有神

1. 脾输精气，上贯于目

脾主运化水谷，为气血生化之源。五脏六腑的精气，生于脾，然后上疏到双目。李东垣《兰室秘藏·眼耳鼻门》说："夫五脏六腑之精气，皆禀受于脾，上贯于目。……脾虚则五脏之精气皆失所司，不能归明于目矣。"充分说明了眼睛的视物有赖于脾之精气的供养，也说明了一旦脾虚势必会影响眼睛。

2. 脾主统血，血养目窍

《景岳全书·杂证谟·血证》说："盖脾统血，脾气虚则不能收摄；脾化血，脾气虚则不能运化，是皆血无所主，因而脱陷妄行。"由是可知，血液之所以能够运行于眼络之中而不外溢，还有赖于脾的统摄作用。若脾气虚衰，失去统摄的能力，则可引起眼部的出血病症。

3. 脾主肌肉，睑能开合

脾主运化水谷之精，以生养肌肉。而胞睑肌肉受养则能自如开合。

4. 胃主受纳，供养全身

脾胃互为表里，共为"后天之本"。胃为水谷之海，主受纳、腐熟水谷，下传小肠，其精微通过脾的运化，以供养周身。此即意味着五脏六腑只有得到胃的供养，才能通利，才能有精气濡养双目。故李东垣《脾胃论·脾胃虚实传变论》说："九窍者，五脏主之，五脏皆得胃气乃能通利。"并指出："胃气一虚，耳、目、口、鼻俱为之病。"由此可见胃气于眼之重要。

此外，《素问·阴阳应象大论》说："清阳出上窍，浊阴出下窍。"而脾胃是机体升降出入的枢纽，其中脾主升清，胃主降浊，只有二者升降正常，出入有序，才能清阳之气升运于目，目得温养则视物清明；浊阴从下窍而出，不致上犯。

◔肺与大肠共荣辱，一个不好眼睛病

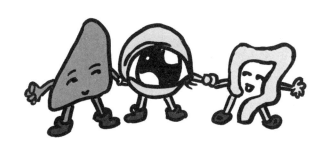

1. 肺主气，气和目明

肺朝百脉，主一身之气，肺气调和，气血流畅，则脏腑功能正常，五脏六腑精阳之气充足，才能源源不断地输注入目，目视精明。若肺气不足，以致目失所养，则昏暗不明。

2. 肺主降，眼络通畅

肺气宣发，能使气血和津液敷布全身；肺气肃降，又能使全身水液下输至膀胱。故肺之宣降正常，则血脉通利，目可得卫气和津液的濡养，视物精明且不易生病。

3. 肠积热则腑气不通

肺与大肠互为表里，若大肠积热，则腑气不通，肺失肃降，导致眼部因气、血、津液壅滞而发病。

◔肾藏精气膀胱气化，护眼不可不细究

1. 肾精充足，目视精明

人体之精乃生命活动的基本物质。精气充足能上养于目，眼睛才能视万物，别黑白，审长短。如果精气衰微，视觉就会出现问题。故视觉正常与否，与机体精气是否充足密切相关。而肾者主水，五脏六腑的精气都所藏于肾，所以，更直

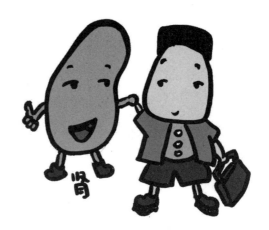

接地说，眼睛的视觉是否正常，与肾关系密切。

2. 肾生脑髓，目系属脑

肾生骨髓，脑为髓海，而目系上属于脑，也就关系到肾。肾精充沛，髓海丰满，则思维灵活，目光敏锐；肾精亏虚，髓海不足，则脑转耳鸣，目无所见。

3. 肾主津液，上润目珠

肾主水，主津液，五脏六腑之津液，尽上渗于目。如津液在目化为泪，则为润泽之水；化为神水，则为充养之液。总之，眼内外水液的分布与调节，与肾主水的功能密切关联。

4. 膀胱主一身之表

肾与膀胱互为表里，在人体水液代谢的过程中，膀胱主要有贮藏津液，化气行水、排泄尿液的功能。而膀胱的气化作用主要取决于肾气的盛衰。此外，膀胱属足太阳经，主一身之表，易遭外邪侵袭，常可引起眼病，不可不重视。

◐ 三焦若失常，眼部出病变

三焦为孤府，无脏器与之互为表里，主要有通行元气、运化水谷、疏通水道的功能，故上输入目之精气、津液无不通过三焦。若三焦功能失常，就会导致水谷精微的消化、吸收和输布、排泄紊乱，进而可能引起眼部病变。

此外，《证治准绳·杂病·七窍门》指出：目内之神水，是"由三焦而发源"。所以，一旦三焦功能失常，还可致神水衰竭而发生眼部疾病。

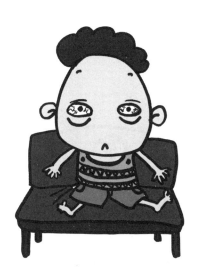

气血津液，决定眼睛健康

◉ 气是眼睛的必需之物

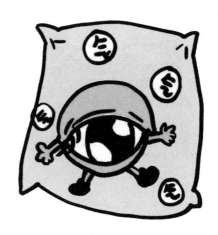

气是维持眼的生理活动的基本物质。如果眼的组织缺乏气的贯注，或气失和调，就会发生眼病。气对眼的主要作用，具体可归纳为三方面。

1. 温养

眼受五脏六腑上输之精气的温煦和濡养，才能维持眼内外各组织的正常功能。其中瞳神"乃先天之气所生，后天之气所成"，所受精气尤其充足，故能视物辨色。

2. 推动

正是由于体内的气不停地升降出入，才能推动精、血和津液源源不断地运行入目。真气运行流畅，则目视精明；若有亏滞，则会引发眼病。当然，目中真气的运动又与心气的推动、肝气的疏泄、脾气的升降、肺气的敷布和肾气的盛衰密切相关，不可孤立地看待。

3. 固摄

真气的固摄作用体现在三个方面：一是固摄有力，血液运行于眼络之中就不会外溢；二是固摄有力，目内所含的津液，也不至于干枯；三是固摄有力还会影响到瞳神的聚散。因为古人认为瞳神为水火之精华，由肾精胆汁升腾于中，元阳真气聚敛于外而成，一旦真气的固摄不力，气不裹精，就会造成瞳神散。

总之，气之于眼，作用甚大，稍有亏滞，就会影响眼睛的各项功能，甚至引发眼部病变。

◉ 血能维持眼睛的健康

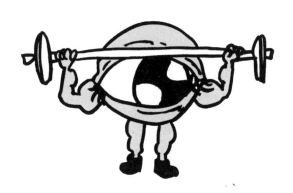

血也是眼部赖以维持生理活动的主要物质，"目得血而能视"。古代医家将流注于眼中的血液，称之为"真血"。"夫目之有血，为养目之源，充和则有发生长养之功，而目不病；少有亏滞，目病生矣。"指的就是血液对眼睛健康的维持作用。

◉ 津液让眼睛更加润泽有光

津液包括体内各种正常水液。它散布于全身，主要起到滋润、濡养作用，并对维持人体水火、阴阳的平衡具有重要意义。而且眼之所以能够明视万物，也离不开五脏六腑源源不断上渗的津液的滋润和濡养，以及对阴阳平衡的维持。故

《灵枢·口问》中有"液者,所以灌精濡空窍者也,……液竭则精不灌,精不灌则目无所见"的说法。而且也是由于目内组织富含津液,目珠才得以圆润而有光泽。

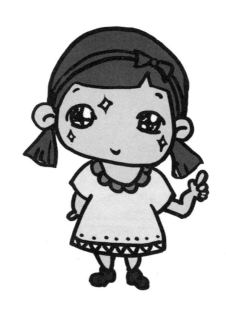

四

通过眼睛征兆，判断相关疾病

◉ 眼睛出现哪些信号，说明它生病了

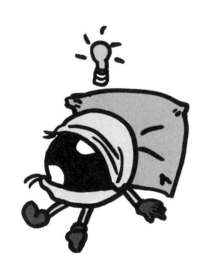

1. 眼睛有疾病的症状

眼睛是人体最重要的器官之一。没有了眼睛，我们将无法从外界获取大量的信息，尤其生活在如今这样一个信息时代，没有了眼睛，对一个人的身心健康和生活质量所造成影响是不可想象的。因此，保护眼睛也像保护其他器官一样，应当做到无病多保健，有病早治疗。而且有很多的眼科疾病并没有特别明显的早期症状，等到症状频繁出现时，往往已经错过了最佳的治疗时间。而预防眼病最好的办法就是定期做眼部检查，一旦发现自己出现以下症状，一定要重视起来，及时到正规医院眼科就诊。

① 突然之间一只眼睛或两只眼睛一点东西也看不见。

② 突然之间眼睛看东西很模糊。

③ 看到眼前闪光或黑点，光晕或在光线周围有彩虹。

④ 视力丧失就像舞台幕布下降一样发生。

⑤ 眼周视力丧失，也就是说看不清周边的东西。

⑥ 从光亮处到黑暗处特别难调整视力。

⑦ 畏光。

⑧ 看近处和远处的一件物品很困难，不能集中看。

⑨ 看东西有双影。

⑩ 红眼，眼睑肿。

⑪ 眼周和眼睛反复出现疼痛。

⑫ 虹膜颜色发生变化。

⑬ 看东西的中心处老是有黑点

⑭ 老是流眼泪或者眼睛感到很干燥、发痒、烧灼感。

2. 眼病的预防

中医讲求"未病先治"的预防思想，以防患于未然。根据古代医家的经验和当代医生们的实践，眼病的预防需要注意以下几方面。

（1）饮食规律，起居有常

饮食上切不可暴饮暴食，亦不可偏食，以免损伤脾胃。平时少食辛辣炙煿，膏粱厚味，防止造成脾胃湿热。生活起居、工作学习和文体娱乐也都要有规律，尤其要注意用眼的度。不规律的活动、用眼，皆可使身心视力受到损害。

（2）避免时邪，调和情志

时邪即指四时不正之气。若侵犯机体，可致眼病。避免时邪，须顺应四时，适其寒温，锻炼身体，以增强体质。

七情即喜、怒、忧、思、悲、恐、惊七种情志活动。七情过激，则脏腑受伤，气机郁滞，谓"喜伤心其气散，怒伤肝其气紧，忧伤肺其气聚，思伤脾其气结，悲伤心胞其气急，恐伤肾其气怯，惊伤胆其气乱"。亦可引起眼疾。所以，要保持眼睛健康，必须七情和畅，愉快乐观，这样才会脏腑安和，眼疾不生。哪怕已经患上了眼病，也不能因病而郁，否则只会加重病情。

（3）讲究卫生，保护视力

良好的卫生习惯，对于预防眼病也十分重要。如勤剪指甲，勤洗手，不用脏手帕擦眼；不用别人的手帕、毛巾；与传染性眼病患者接触后，及时用肥皂水将手洗净。传染性眼病流行时，最好不去公共浴室、游泳场等，以防传染。

另外，还要养成良好的用眼习惯。读书姿势要端正，眼睛距离读物应保持

30 厘米远；乘车、卧床时不要看书；照明亮度要适宜；阅读 1 小时左右，可闭目或远眺休息；每日配合按摩眼周穴位，以疏通经络气血，消除眼部疲劳。

（4）注意安全，防止眼外伤

眼外伤可以造成视力严重障碍，甚至完全失明，因此注意安全，防止眼外伤，是保护视力的关键性措施。尤其要对低龄儿童进行安全教育，保护好自己的眼睛。一旦发生眼外伤，及时去医院诊治。

3. 眼病的护理

正确的护理，可以缩短病程，提高疗效。而且随着护理知识的日益完善，不仅病眼需要精心护理，病患的身心、饮食等生活细节也都应该包括在护理的范畴之内。

（1）眼部护理

对于眼部疾病的护理，要具体注意以下几点：

① 凡传染性眼病，患眼的眼眵、眼泪不要沾污他人，用过的毛巾、手帕、枕巾等要煮沸消毒，如果是单眼患病，切记不要交叉擦眼。

② 患者卧位时应选择病眼一侧，以免眼眵、眼泪流入另一侧，引起健眼发病。

③ 局部用药时，要将用药方法、用药次数、用药后的反应，一一向医生询问清楚。使用时，药瓶不要碰触睫毛，动作要轻巧敏捷。

④ 眼外伤患者，尤其是真睛破损者，除注意伤眼情况外，还应注意健眼情况。

⑤ 需手术患者，术前要同医生配合，做好一切准备工作，术后遵医嘱护理。如发现病情有变化，及时报告医生，以便及时处理。

⑥ 少用眼，特别在急性期不要作阅读、抄写等增加眼睛负担的工作；即使是较轻的慢性眼病，也只宜适当阅读书报，不宜过度，避免用眼过度而加重眼病。

⑦ 如为黑睛等部位的疾病，室内窗户可以设置帘幔，适当遮挡灯光，外出时可戴有色眼镜，以免光线过强，刺激患眼。

⑧ 如有青光眼，则不宜在暗处久留，尽量少看电视，或在看的过程中点用降眼压的药物。

⑨ 对于眼内出血所致的暴盲，必须减少体力活动，尽量卧床休息，以免活

动过多加重病情。

（2）生活护理

① 患者的居处，不宜接近高温炉灶，更须避免烟熏；室内要整洁，空气要流通，环境要安静，以利病情痊愈。

② 一般情况下，若患者所得属实热性质的眼病，宜多食瓜果蔬菜等清润之品，不食辛辣、煎炒、炙赙以及腥发之物，以免加重病情；若属虚寒性质的眼病，则应戒食寒凉之物，以免损伤脾胃，妨碍康复；年幼患者，应多食动物肝脏、瘦肉、蛋类、素菜等，不可偏食厌食、暴饮暴食；禁烟戒酒。

◉ 眼睛异常，可以判断身体其他疾病

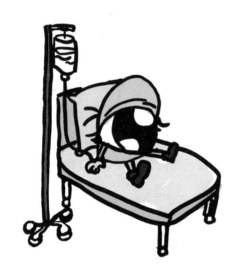

眼睛是心灵的窗户，也是健康的窗户，美国眼科协会专家说：通过观察眼睛，即可了解血管、动脉和视觉神经等健康状况。你知道怎么看吗？

1. 通过眼白辨病

正常人的眼白是洁白，无异色，无斑点的。如果眼白带了颜色，出了斑点，那么就是不正常的表现了。

（1）眼白发蓝

医学上称之为蓝色巩膜，多是慢性缺铁造成的。铁是巩膜表层胶原组织中一种十分重要的物质，缺铁可使巩膜变薄，当巩膜薄到掩盖不了其下黑蓝色的脉络膜时，眼白就呈现出蓝色来了。而慢性缺铁又必然导致缺铁性贫血，故凡中、重度贫血患者，其眼白都呈蓝白色。

（2）眼白发红

眼白发红通常是由细菌、病毒感染发炎引起的充血现象，如果同时还伴有分泌物、异物感、发痒及眼痛等症状，那么就应去医院眼科诊治。

另外，高血压患者发生脑溢血之前、羊角风病发作之前和严重失眠者及心

功能不全者，也都会出现眼白充血发红的症状。如果只是单侧眼的眼白发红，则应考虑是否受到性病感染。

（3）眼白发黄

眼白发黄是黄疸的证明。传染性肝病、胆道疾病、妊娠中毒及一些溶血性疾病都是引起黄疸的原因。

（4）眼白出现血片

眼白出现血片是动脉硬化，特别是脑动脉硬化的警示牌。

（5）眼白出现绿点

眼白出现绿点多数是肠梗阻的早期信号。

（6）眼白出现红点

眼白出现红点是毛细血管末端扩张的结果，糖尿病患者通常会出现这一症状。

（7）眼白出现三角、圆形或半月形的蓝色、灰色或黑色斑点

眼白出现此种斑点一般是肠道蛔虫病的常见症状。

2. 眼周都是"信号灯"

（1）眼睑处长黄斑

眼睑处长的黄斑可能是因胆固醇过高而在眼睑部位形成的脂肪堆积物。

（2）眼睛分泌物增多

眼睛分泌物增多可能是眼睑炎所致，而该病通常与掉头屑和痤疮关系密切。还会伴有眼睛灼痛、流泪或者干涩。

（3）看电脑时眼睛灼痛或视力模糊

出现此种情况可能得了电脑视觉综合征。随着年龄的增长，眼睛的调节能力越来越差，长时间使用电脑就会出现视力模糊的现象。为缓解这一症状，尽量选择平板 LCD 显示屏，使用时要避免屏幕反光，眼睛平视屏幕，定时休息远眺，避免空调电风扇对着眼睛吹。

（4）眼睛发红瘙痒

眼睛发红，且伴有打喷嚏、咳嗽、鼻塞、流鼻涕等症状的，则为眼过敏症。

建议远离过敏原，在医生指导下使用药物、眼药或眼膏等。

（5）视野出现盲点、闪光或波浪线

视觉出现这种情况，可能是偏头痛，大脑血流变化是其病因。开车时如果出现这一症状，应立即停车休息。如果症状超过 1 小时还没有缓解，就应该看医生。如果还伴有发烧、肌无力或言语模糊，则应考虑是否有中风的危险，必须赶紧就医。

（6）眼睛发干畏光

这可能是干燥综合征。干燥综合征是一种慢性、系统性的自身免疫性外分泌腺病变，常见于 40 岁以上女性类风湿关节炎或狼疮患者。眼干畏光和口干一般同时发生。建议多喝水，及时就医。

（7）突然发生重影或者看不见东西

这可能是中风。除此之外，中风症状还包括四肢或面部（特别是一侧）突然麻木或无力、步行困难、眩晕、失去平衡或协调能力、说话不清或头痛难忍。建议立即拨打 120 求救。

（8）眉毛脱落

人的眉毛会随着人体的衰老而逐渐稀疏，但是眉毛外侧脱落 1/3 则是甲状腺疾病（甲亢或甲减）的症状。发现之后应及时就医。当您的身体出现上面的这些变化的时候就说明您的身体可能出现了问题，一定要及时地去医院检查，按照医生的建议及早治疗，以求尽快恢复健康。

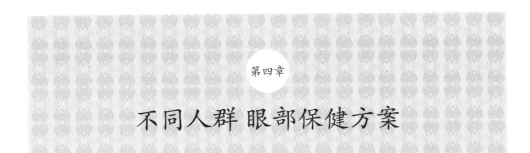

第四章

不同人群 眼部保健方案

预防宝宝近视，从胎儿期抓起

随着越来越多的"小眼镜"的出现，越来越多的准爸妈们都开始意识到近视的危害。尤其是准爸妈都是近视眼的，所承担的压力更是巨大。因为很多人都认为，如果父母有一方近视，儿女就容易出现近视。事实是这样吗？宝宝会遗传父母的近视吗？胎儿是视力到底受到哪些因素影响呢？如何养育一个好视力的宝宝呢？

◉ 近视与遗传的关系

近视可以分两种，即高度近视和普通近视。

单纯近视又称普通近视，指 600 度以下的低中度近视，极为常见，可从儿童期发病，多可矫正到正常。主要症状为远视力减退，近视力仍正常。其发生与遗传因素和环境因素均有关系，一般认为系多基因遗传。单纯性近视的发生与照明欠佳、不良的阅读和生活习惯等环境因素有着明显的关系。但在相同的条件下，也不是所有的人都发生近视，因此它的发生是遗传和环境因素共同作用的结果。单纯性近视的防治，应注意用眼卫生，可用眼镜或接触镜来矫正视力。

高度近视又称进行性近视，指 600 度以上的近视，同时伴有眼底明显变性。

随着年龄的增长，近视度数也进行性加深，而且戴眼镜后也难以使视力矫正到正常，甚至最终发生严重的视力障碍。如果父母均为高度近视，其子女通常都被发现有高度近视；如父母一方为高度近视，另一方正常，其子女 10% ～ 15% 发现有高度近视；如父母一方为高度近视，另一方为近视基因携带者，其子女高度近视发生率约为 50%；如父母双方均为近视基因携带者，但视力正常，则子女高度近视的发生率是 25%。

有眼科医院专家介绍，宝宝是否会近视与遗传有一定的关系，尤其是父母均为高度近视时，宝宝近视的概率就会更大，即使不是一出生就成为近视，也会成为近视基因的携带者，在后天环境因素的影响下，更容易发展为近视。

◉ 如何在孕期保护胎儿的视力

1. 影响胎儿视力发育的因素

一般说来，眼胚发育是在胎儿 3 周 ～ 1 个月。在此期间，如果孕妈妈不幸感染病毒、患上感冒或受到化学物质的影响、应用保胎素等，都将会严重影响胎儿眼胚的发育，引起眼睛畸形。

因此，孕妈妈一定要注意身体健康，必须用药的情况下，也一定要向医生咨询，并明确告知医生自己已怀孕，切不可随意服药。此外，分娩前后也有很多因素都可能影响宝宝的视力，如急产时，由于产道压力过大，对新生儿脑组织和身体有一定损害；医护人员产钳助产不恰当，损伤了宝宝的眼球、视神经；产程过长，造成宝宝视网膜出血量过大，导致无法完全吸收，影响孩子的视力。新生儿吸氧过量也会影响视力的发育。

医学专家指出，另一个造成胎儿更容易近视的原因，则是孕妈妈怀孕时的饮食。现代饮食结构决定孕妈妈摄入了过多的饮料和细粮，导致体内糖分过高，胎儿的晶体发育过早，从而更容易导致近视。

因此，为了宝宝视力的健康，孕妈妈应该拒绝以下食物：首先不宜吃红糖、白糖、蜂蜜、葡萄糖等精制糖，以及糖制的各种糕点、罐头、果酱、冰激凌等；其次，高淀粉含量的食物也都需要注意少吃，或者不吃，如土豆、粉条、红小豆、绿豆、山药、藕、芋头；肥肉、动物性油脂、蛋黄，肾、肝、肚等动物内脏尽量少吃。

2. 能够让胎儿视力更好的食物

（1）优质鱼类

优质鱼类富含一种构成神经膜的要素DHA，能帮助胎宝贝视力健全发展。但不建议孕妈妈吃鱼类罐头食品，最好购买鲜鱼自己烹饪，孕妈妈每个星期至少吃2次鱼。

（2）维生素A、维生素B、维生素E

孕妈妈在孕期要多吃含胡萝卜素的食品以及绿叶蔬菜，尤其是孕早期，妊娠反应剧烈，持续时间比较长，所以一定要注意维生素和微量元素的补充，保证胎宝贝的健康发育。

（3）钙

医学发现，缺钙的孕妈妈所生的宝宝在少年时患近视眼的概率高于不缺钙孕妈妈所生宝宝的3倍。因此，孕妈妈要适量补充钙。海带、紫菜、发菜、黑木耳、黑芝麻、牛奶、豆制品都是补钙的理想选择。

（4）锌

微量元素锌是胎宝宝眼球生长发育和视觉功能不可缺少的必需元素，若孕妈妈体内锌缺乏，就可能导致胎宝宝弱视的发生。含锌丰富的食品有肉类、鱼虾等。

3. 近视孕妈妈应该怎么做

（1）做好保健工作

前面已经提到，胎儿眼胚的发育主要在怀孕的早起，即孕期的前40天。因此，这期间孕妈妈要做好保健工作，避免感染病毒，不饮酒，不吸烟，不随意用药。

（2）提前注射风疹疫苗

孕妈妈妊娠早期感染风疹病毒，虽然对自身没有多大的危害，但很可能会直接影响胎儿眼睛的发育，导致先天性白内障的发生。因此，孕前注射风疹疫苗是预防宝宝发生先天性白内障的一种很有效的方法。

（3）正确使用眼药水

眼药包括眼药水和眼药膏，品种很多，大部分属抗菌消炎药或含激素。

对于细菌性结膜炎、角膜炎，我们经常使用的为氯霉素眼药水，因具有严重的抑制骨髓造血系统及循环系统作用，孕妇使用后可能导致新生儿产生严重的不良反应，所以建议孕妈妈最好不要使用。四环素容易导致胎儿畸形，医生也建议慎用。

（4）避免激烈运动

高度近视的人应该避免剧烈的运动、震动和撞击等。因为这些都可能导致视网膜脱离（以下简称网脱）。因此，高度近视的孕妈妈在分娩前应该咨询医生意见，以免发生意外。虽然不能做激烈的运动，但是适当的户外运动，晒晒太阳，有利于钙的吸收，对胎儿视细胞和角膜的发育很有好处。

（5）注意摄取充足的维生素

维生素 A 对于人体细胞的生长、眼睛的发育起着重要的作用。当人体内缺乏维生素 A 时，眼睛在夜间视物的能力会下降。继续发展还可能患干眼症，感觉眼内干燥、角膜增厚。富含维生素 A 的食物有各种动物的肝脏、胡萝卜、韭菜、菠菜、蛋黄等。

维生素 B_1 对于胎儿大脑发育有着举足轻重的作用，而且有助于完善眼神经系统的功能。维生素 B_1 含量比较丰富的食物有小麦、鱼、肉等。

维生素 B_2 包括核黄素，核黄素有保证视网膜和眼角膜正常代谢的功用。很多食物中维生素 B_2 含量都很丰富，如牛奶、瘦肉、绿色蔬菜等。

维生素 C 可以增强抵抗力，有助于黏膜组织的修复和角膜上皮的生长，可预防白内障的发生。新鲜的水果和蔬菜是维生素 C 最好的食物来源。

揭秘准妈妈眼部保健

每位准妈妈都是"痛苦"并快乐着的，在享受孕育一个新生命带来的喜悦的同时，还得承受着各种由于怀孕而带来的身体变化。其中，也包括眼睛的变化。

这一点，尤其是配戴隐形眼镜习惯的准妈妈，应该更有体会。然而除了生理变化，怀孕期间，眼睛可能还会出现一些病理改变，准妈妈们也一定要多加防范。

◉ 孕期眼睛的生理变化

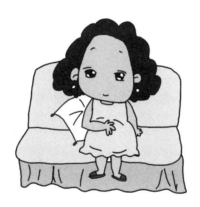

1. 角膜的敏感度下降

怀孕期间，由于水肿造成角膜厚度增加，泪液的分泌量减少，这些因素造成原本配戴正常的隐形眼镜变得不再舒适和清楚，眼睛有异物感、容易发红，还会造成角膜刮伤、发炎。

同时，由于角膜和水晶体水分的增加，也会造成眼睛度数的改变，进一步造成视力模糊与眼睛疲劳。但是眼科医生建议此时不要更换眼镜度数，最好等到产后 6 周以后、度数稳定时，再决定是否需重新配镜。怀孕期间也不适合接受镭射手术。

2. 眼内压下降

对于原本有青光眼的准妈妈而言，眼压较易控制，视神经较不会继续恶化。

3. 眼周色素增加

有些准妈妈会出现眼睛周围色素增加的现象，不过一般在生产后，这些色素就会自然消退。

◉ 孕期眼睛可能的病理变化

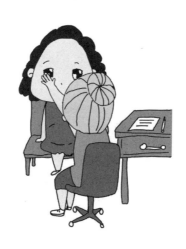

1. 糖尿病眼疾

糖尿病是能够对全身产生影响的，包括眼睛。从角膜开始，可引起眼睛麻痹、白内障、糖尿病性近视眼、糖尿病视网膜病变等。其中糖尿病视网膜病变，是目前眼科致盲的主要疾病，糖尿病视网膜病变本身又可以引起继发性青光眼，严重的糖尿病视网膜病变甚至可以导致患者完全失明。因此，怀孕前，患有糖尿病的女性应该控制好自己的血糖，以减少发生眼部并发症的概率，并在孕前到眼科接受相关的检查，若视网膜已发生病变，建议治好之后再准备怀孕。

2. 高血压眼疾

妊娠 20 周后，有些准妈妈会患上妊娠高血压综合征，临床上表现为高血压、蛋白尿、水肿，严重者还有头痛、眼花等自觉症状。

妊娠高血压综合征对于视力的影响，主要原因是全身的小动脉血管收缩，影响视网膜、脉络膜、视神经，造成缺血、水肿、出血。一般在产后会恢复，只有极少数会因为大脑枕叶缺血严重而丧失视力。

3. 血管阻塞影响视力

怀孕时，因为血液循环与血液成分的改变，造成容易凝血的状态，可能产生视网膜动脉或静脉阻塞，即一般俗称的"眼中风"。依血管阻塞位置不同，对视力有不同程度的影响。所以准妈妈应保持适当运动，以避免血液循环不良而增加血栓的机会。

4. 肿瘤增大压迫视神经

有一些肿瘤在怀孕期间会增大，例如脑下垂体肿瘤，可能增大造成视神经的压迫，使视力下降、视野受损；严重时，须接受手术治疗。恶性黑色素瘤在怀孕期间也可能增大。

●近视准妈妈更宜戴框架眼镜

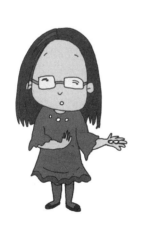

许多戴隐形眼镜的准妈妈会发现，在怀孕期间，原本配戴适合的隐形眼镜突然变得很不舒服，这是由于怀孕后，准妈妈生理发生改变，泪液分泌大大减少，导致戴隐形眼镜常会出现眼睛有异物感、眼干、眼涩、甚至充血发红等症状。而且角膜的含水量会变高，尤其到了怀孕末期，角膜的透气性会变差，同时眼压会下降，让准妈妈的视野缩小，加剧眼睛戴隐形眼镜的不适感。

而且在怀孕期间，由于角膜组织的轻度水肿、角膜厚度的增加、透气性变差，此时戴隐形眼镜会增加角膜缺氧的程度，降低角膜敏感度，以致准妈妈很容易出现视力减弱、无故流泪等症状。另外孕期准妈妈的角膜小动脉会发生挛缩，血流量减少，如果这时候配戴隐形眼镜，非常容易引发结膜炎。

配戴隐形眼镜时所必需的隐形眼镜护理液，由于含有一定的药物成分，长期使用有可能会对胎儿造成影响。

另外，很多的眼药水和眼药膏都含有对胎儿不利的成分，所以准妈妈最好忌用这些产品，如果必须使用，一定要咨询专科医生。

如果有些准妈妈只是在阅读或者看很细小的东西时需要眼镜的帮助的话，可以尽量不戴眼镜。如果是高度近视的准妈妈，建议还是选择框架眼镜。

另外，近视的准妈妈需要注意，不要为了方便，选择在怀孕期间做视力矫正手术，因为此时准妈妈体内的激素水平与平时大不相同，不能保证很好的治疗效果；而且孕期女性的免疫力会下降、受感染的概率会增大；更何况做视力矫正手术需要使用抗生素类和激素类药品，这些药物会通过胎盘传给胎儿，抑制胎宝宝的正常发育。所以，框架眼镜是准妈妈们最好的选择。

◉ 近视准妈妈的孕期眼部保养

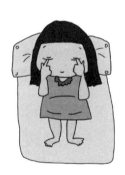

在怀孕期间，不少准妈妈随妊娠月份增长而出现浮肿，体重也可显著增加。有些准妈妈也会出现颜面以及眼部浮肿，这与准妈妈睡眠时间比较多不无关系。那么，准妈妈该如何保养眼部呢？

1. 眼袋日常保养

如果是浮肿与眼袋共存，选择具有排毒排水的眼霜，以按压加拍打为主，按压能够增加皮肤真皮层排水功能，拍打促进水分循环，加快排水。每次2分钟，早晚各 1 次。

2. 黑眼圈日常保养

若整个眼眶明显有黑眼圈，则选择能增强血液循环的眼霜。搓热手指腹后，全手指按压整个眼眶。黑眼圈是血液循环不畅导致，热敷能够刺激血液循环，提高眼霜吸收率。每次 3 分钟，建议晚上做。

3. 眼角下垂日常保养

外眼角松弛下垂，选择紧致和补充弹力的眼霜。左右手交替从外眼角提拉到太阳穴停留并按压 5 秒，既对抗下垂又加强真皮层弹性。每次 5 分钟，早晚各 1 次。

4. 细纹日常保养

保湿性强具有活肤性质的眼霜能够让细胞得到滋养与充实，减少细纹产生概率。使用产品以轻点为主。用无名指和中指，反复、轻柔地在细纹或表情纹处敲打。

最后，准妈妈还要注意有些眼药水不适合在怀孕或泌乳期使用。怀孕时，一定要记得要告知眼科医师以利于审慎给药，特别是慢性使用的药物，要与医师讨论是否需做调整。

小宝宝也需要眼部保健

◉ 新生儿、婴幼儿眼部保健很重要

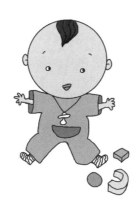

1. 三类眼疾可致新生儿失明

孩子从出生起到第 28 天为新生儿期。我国历代医家对新生儿的护养非常重视，认为刚出生的孩子就像嫩草之芽、幼蚕之苗，肌肤娇嫩，抗病力弱，对外界环境还需要逐步适应，所以特别需要谨慎抚养，精心护理。若稍有疏忽，极易患病，且多起病急遽，变化迅速，容易造成不良后果。

据专家介绍，新生儿眼睛的功能并没有发育完全，视功能等各方面都仍处于不断发育之中。此时，家长应经常关注宝宝的眼睛健康，跟踪其发育情况，若有问题才可及时发现。在众多眼疾中，有三类眼疾是新生儿们患上的概率比较高的，而且严重者可致盲，影响一生，家长们应格外注意。

（1）视网膜病变

视网膜病变是新生儿尤其是早产儿要重点筛查的眼部疾病之一。早产儿视网膜病变与早产、视网膜血管发育不成熟有密切关系，同时吸氧也是导致视网膜病变的常见诱发因素。早产儿视网膜病变发病轻者可只遗留发病痕迹，不影响视力；严重者双眼均为不可逆的增殖性病变，直至完全失明。通常情况下，早产儿胎龄越短，出生体重越低，视网膜病变发生率越高。由于严重者可导致失明，医生呼吁新生儿特别是胎龄低、低体重和出生时有吸氧史的婴儿要及早筛查，发现病情尽快治疗，如果拖到四五个月才发现患病，孩子可能已经失明。

（2）先天性白内障

失明儿童中有22%～30%为白内障所致，白内障已成为儿童失明的第二位原因。对先天性白内障的早期诊断和治疗是防治白内障儿童弱视的关键，延误治疗将导致白内障儿童终生弱视。

对于先天性白内障，专家认为最好在6个月前做手术。家长如果发现新生儿没有眼神，大约出生7天以后，会经常用手揉眼睛，或者新生儿不能注视，对光线的刺激没有任何反应，眼睛更不能随着光线游走，同时新生儿的瞳仁发白，缺乏光亮，应考虑患有白内障的可能。

（3）先天性青光眼

先天性青光眼也是有可能致盲的。先天性青光眼多见于出生1个月内，1岁以内起病最急。患儿表现为出生后黑眼珠透明，后逐渐变成浑浊发白。先天性青光眼与早产儿视网膜病变相似，治疗时间一旦错过，患者将会完全失明。

2. 婴幼儿眼睛的护理

每个宝宝不仅要有健康的身体，还要有一双明亮的眼睛，眼睛又是十分敏感的器官，极易受到各种侵害，如温度、强光、尘土、细菌以及异物等，因此对眼睛的护理需要极为细心。

一个孩子从出生到成年，时时刻刻都在生长发育之中，眼睛也是如此，它随着身体的生长发育而逐步成长。所以孩子的眼睛绝不是成人眼睛的缩影。

眼睛的生长发育从怀孕的第一天就开始了，当母亲怀孕第3周，眼睛开始有了雏形，此后随着胚胎的发育，胎儿的眼睛也随之逐渐形成。

出生后的生长发育可分为三个阶段，第一阶段即从出生到3岁，这一阶段主要完成眼的结构发育；3～6岁为第二阶段，此期基本完成视觉功能发育；此

养眼

后直到 18 岁青春发育期为第三阶段,是眼结构与功能的不断完善及稳定阶段。人的视觉的发育关键时期是 1 ~ 2 岁,这时绝大多数婴幼儿眼球尚未成熟,一定要注意对其眼睛的保护,一旦错过时机,则无法逆转。

(1)讲究眼的卫生,防止感染性疾病

婴儿要有自己的专用脸盆和毛巾,在初次使用前应煮沸消毒,以后根据需要定期消毒。父母不可以用自己的手帕去擦婴儿的双眼,或用手去擦小儿的眼睛,因为父母的手或手帕常常是污染的。

给婴儿清洗眼部的时候,先把几个棉球在水里沾湿,再挤干水分,擦每一只眼睛的时候都要换一个新的棉球,从内眼角向外眼角擦。平时也要注意及时将分泌物擦去。如果眼部分泌物多,用消毒棉签或毛巾去擦眼睛,可滴氯霉素眼药水,每眼每次滴药 1 滴,每日 4 次。

(2)拒绝噪音的干扰

噪音能使婴儿眼睛对光亮度的敏感性降低,视力清晰度的稳定性下降,使色觉、色视野发生异常,使眼睛对运动物体的对称性平衡反应失灵。因此,婴儿居室环静要保持安静,不要摆放高噪音的家用电器,看电视或听歌曲时,不要把声音放得太大。

(3)要防止强烈的阳光或灯光直射婴儿的眼睛

婴儿出生后,从黑暗的子宫环境到了光明的世界,发生了巨大的变化,孩子对光要有逐步适应的过程。

婴儿睡眠时一般不要开灯。如需开灯,灯光亦不要太强,把灯罩起来,或者光线从地上射出,免得灯光刺激眼睛,影响婴儿睡眠。婴儿到户外活动不要选择中午太阳直射时,要戴太阳帽。婴幼儿照相时也不可用闪光灯照相,因为闪光灯的强光会损伤视网膜。

(4)注意玩具和婴儿眼睛的距离

用玩具逗嬉婴儿时,不要把玩具放在离眼睛太近的地方,如果把玩具放得特别近,婴儿要使劲调节眼睛才能看得见,这样时间久了,婴儿的眼睛较长时间地向中间旋转,就有可能发展成内斜视。应该把玩具悬挂在围栏的周围,并经常更换玩具的位置和方向。此外应给婴儿看色彩鲜明（黄、红色）的玩具，经常调换颜色，多到外界看大自然的风光，这样有助于提高婴儿的视力。

（5）婴儿睡眠的位置要经常更换

有些母亲总是让小儿睡在自己身旁或床里面，使小儿总是向母亲方向看，这样日久后会形成斜视。最好让小儿睡自己的活动床，父母可以在两旁活动。

（6）婴儿不要看电视

电视开着时，显像管会发出一定量的X线，尤其是彩电。婴儿对X线特别敏感，如果大人抱着孩子看电视，使婴儿吸收过多的X线，婴儿则会出现乏力、食欲不振、营养不良、白细胞减少、发育迟缓等现象。

（7）防止异物侵入小儿眼内

由于婴儿的瞬目反射尚不健全，此时应特别注意眼内异物，如婴儿所处的环境应清洁、湿润；打扫卫生时应及时将小儿抱开；婴儿躺在床上时不要清理床铺，以免飞尘或床上的灰尘进入小儿眼内；外出时如遇刮风，应用纱布罩住小儿面部，以免沙尘进入眼睛，小儿洗澡时也应该注意避免浴液刺激眼睛。婴儿在洗完澡用爽身粉时，要避免爽身粉进入眼睛，还要防止尘沙、小虫进入眼睛。

一旦异物入眼，不要用手揉擦，要用干净的棉签蘸温水冲洗眼睛。因为用手揉眼睛，不仅异物出不来，反而会使角膜上皮擦破，使异物深深嵌入角膜，疼痛加重，容易引起细菌感染，发生角膜炎。

（8）要预防婴儿眼外伤

人的眼球部分暴露在眼眶的外面，易遭受外界各种致伤因素而损伤，由于儿童的自我保护能力差，受眼外伤的机会相对较多，伤后更易引起严重的后果。

对于1岁以内的婴儿，爸妈不要拿任何带有锐角的玩具给他玩。一些有棱有角的物品最好加上软垫，所有尖锐的生活用品，如牙签、铅笔、剪刀、叉子、筷子等，都应小心收藏。

孩子长到1岁左右会走，会跑后，更要小心预防眼外伤。千万不要给婴儿拿刀、剪、针、锥、弓箭、铅笔、筷子等尖锐物体，以免婴儿走路不稳摔倒而让锐器刺伤眼球。

避免婴儿靠近厨房里的开水、热油、火苗，以防眼睛受伤；避免婴儿被猫、狗等宠物抓伤眼睛。一旦发现眼部外伤，要及时带孩子就医。

（9）不在宝宝眼前使用洗涤剂

在使用洗涤剂时，千万不要溅进婴儿的眼里，一旦发生，要立即用清水冲洗，边冲边让婴儿转动眼球，持续15分钟，冲洗完毕后送宝宝去医院治疗。用清水冲洗眼睛，能缩短化学物质在眼内停留的时间及降低化学物质的浓度，使其对眼睛的侵蚀降到最低程度，这是治疗的关键。如家长只简简单单地冲洗一下就送医院，可能会延误治疗，造成终身遗憾。

3. 婴儿视力障碍早发现

婴儿眼睛护理中还应注意的是经常观察和检查婴儿的视力是否有异常。

（1）婴儿视力自检

一般1～3个月的婴儿只能检查是否有视力，尚不能判断其准确的视力情况。父母可在家中用下述3种简易方法检查婴儿是否有视力问题。

① 使婴儿仰卧，用一根线系一个红色毛线球，举在婴儿眼前上方20厘米处，看他是否能盯着看，如能盯着看，且能随着毛线球的左右移动而进行跟踪，说明婴儿有视力。

② 婴儿仰卧，拿一支铅笔突然移向婴儿面部（注意千万别刺着婴儿眼睛及面部），婴儿会眨眼，这就说明婴儿能看到东西了。

③ 用一手电筒突然一亮，照婴儿眼睛，可见婴儿眼睛的黑瞳孔突然缩小，这也说明婴儿有视力，有瞳孔对光反射。

如果在以上的检查中，婴儿没有出现相应的反应，说明婴儿没有视力，应及时与医生取得联系。

小孩一般由3岁开始需要定期检查眼睛，若孩子于8岁前未能矫正眼睛，将导致永久视能缺陷。

（2）婴儿视力异常自检

① 光觉反应：新生儿如果对光的照射没有反应，表示有严重视力障碍。

② 瞬目反应：出生一两个月后，当将一物突然接近眼睛时，会引起瞬目（俗

称眨眼），盲人则无反应。

③注视反射：出生后一两个月到五个月时，婴儿不能随面前的玩具或灯光转动眼球，则说明视力极差。

④遮盖试验：当怀疑幼儿一只眼有视力障碍时，可交替遮盖两眼观察小儿行为。遮盖视力差的那只眼，孩子不在意，遮盖视力好的一眼，孩子则因看不清而烦躁，哭闹，拒绝遮盖。

此外，视力与饮食密不可分，若身体缺乏维生素 A，人即会患夜盲症。缺乏维生素 B_1，易导致眼睛水肿、视力减退等症状。缺乏维生素 B_2，则会出现眼睛易流泪发红、角膜发炎的现象。缺乏维生素 C 就容易患白内障病。因此，家长还要培养婴儿合理的饮食习惯。如：少吃糖果和含糖高的食物，少吃白米、白面，多吃糙米粗面，少吃猪油，限制高蛋白动物脂肪和精制糖的食品的摄入。同时，消除婴儿偏食的不良饮食习惯，多吃动物肝、蛋类、牛奶、虾皮、豆类、瘦肉、磨菇及新鲜的蔬菜水果等。

◉ 儿童眼睛保健需要注意什么

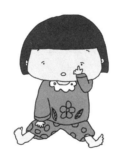

1. 严格控制看电视的时间

随着宝宝眼睛发育逐渐成熟，视野范围越来越广，对色彩鲜艳的玩具或活动性物体有极大好奇心和兴趣，此时，五颜六色的电视画面就是宝宝的最爱，但是，看电视对宝宝的眼睛是有极大伤害的，由于电视画面切换很快，宝宝要想看清楚，注意力必须高度集中，这样，眼睛就较长时间都处于高度紧张状态，这必然会加重眼睛负担，再加上宝宝眼睛自我调节能力有限，很容易使宝宝眼睛健康出现问题。

因此，要减少宝宝看电视或玩电脑的次数和时间，每次 20 分钟左右，休息几分钟，以减轻眼睛负担。看电视后，暂时不要让宝宝马上看近处小东西，最好带宝宝到室外望望远处。

2. 不过度看书

有的爸爸妈妈们认为宝宝智力开发得越早越好，所以过度让宝宝识字、读书，密密麻麻的文字让宝宝眼睛长期处于紧张状态，时间久了就会造成眼轴发育过长，形成近视。

要减少宝宝阅读量，要买印刷清晰、图画鲜明、使宝宝阅读起来不感费劲的图书。眼睛与书面的距离要在 35 厘米左右。保证充足的光线。

3. 远视不是病

很多爸爸妈妈一发现自己的宝宝远视，就以为孩子已经患上了远视眼，为让宝宝看得更清楚，矫正宝宝眼睛发育，早早就给宝宝配戴了眼镜，这是适得其反的。

实际上，在 6 岁以前，90% 以上的宝宝都是远视。宝宝出生后，眼球小，眼轴短，所以几乎都是远视，或兼有远视散光，这是生理性的，是眼正常发育的表现。随着孩子年龄的增长，远视度数会越来越低。多数孩子在 6 ~ 7 岁会进入一个正常的弛张状态，既没有近视，也没有远视。

通常，宝宝生理远视的正常值如下：3 ~ 4 岁远视 200 度以内，4 ~ 5 岁远视 150 度以内，6 ~ 8 岁远视 100 度以内，超过正常范围的，则为异常的或病理性远视。若在正常范围内，爸爸妈妈无须过多担心，但是需要注意的是，宝宝看物品时应保持适当距离。

4. 应该看和谐的色彩

宝宝出生之后，生理的发展并不完善，缺乏理性判断，所以宝宝感知外界的主要途径就是依靠视觉系统。

　　不同颜色的光线的刺激，通过宝宝的眼睛反映到大脑皮质，如果进入眼部的颜色单一，产生的视觉效果也会很单一，长此以往就会导致大脑皮质缺乏对一些颜色的判断，从而成为导致弱视甚至色盲的原因之一，而如果颜色不和谐，出现躁色，则会破坏宝宝的色彩平衡感，使宝宝产生烦躁情绪，从心理上影响宝宝视觉健康。

　　所以，应让宝宝多看一些和谐的鲜艳颜色的物品，以及鲜明的对比色，宝宝屋子里的色彩、玩具的色彩甚至爸爸妈妈穿的衣服色彩都应该尽量和谐，否则会影响到宝宝对色彩的敏感度。

青少年眼睛保健

近年来，青少年眼疾已经成了不可忽视的问题。近视、散光等给很多青少年带来了不便和困扰。每逢假期，很多父母都要忙着带孩子去配眼镜。在学校，有些班级更是全班学生都戴眼镜。青少年的眼健康已经不容忽视。保护青少年视力刻不容缓。

随着生活空间的改变，手机、电脑逐渐成为青少年娱乐的主要对象。研究发现，长时间看手机或上网，可使人的视力减退，产生视疲劳，引发干眼症、慢性结膜炎等。根据视力低下的发展具有渐进性、一旦形成就会失去防治机会这一特点，青少年要想拥有健康的视力，一定要注意看手机、玩游戏、用电脑的时间，画面的亮度，对比度要柔和、适宜。

◉ 青少年如何进行眼睛保健

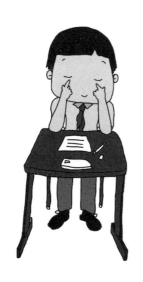

在坚持科学用眼、保持眼部清洁、保持双手清洁、不用手揉眼、不偏食等预防眼病的总的原则下，在日常生活、工作、学习的方方面面都要时刻培养良好的用眼卫生习惯和做好眼睛保健，只有这样才是最好的防病、治病手段。

1.养成正确的读写姿势

读写姿势不正确，也是导致眼睛发生异常和患近视眼及视力下降的主要原因。

读书或写作时，应该是胸部自然挺直，

但由于时间较长以后会自然松懈，使脖子向前弯曲，就会使颈部动脉受到压抑，脖子和眼睛就会处于充血状态。这样时间久了，就会造成眼压升高，眼球隆起，眼轴随之变化，最终出现眼部异常而导致近视。所以，保持端正的读写姿势，减轻眼睛的负担，是预防眼睛近视的首要、必要条件。如果有读写姿势不正确的人，短时间内又纠正不过来，那么在长时间的读书过程中，至少也应每隔 1 小时伸伸腰背和活动一下颈部，这也不失为减轻眼睛负担的有效方法。

在读写过程中，除保持端正的姿势外，也要注意眼睛与读写物的距离，太远或过近都没有好处，保持在 30 厘米左右较为适宜。对儿童及青少年来说，让他们端坐在桌前是件很不容易的事，过不了多会儿眼睛又会靠在书本面前了。因此，无论是家长还是老师都要随时提醒，使孩子慢慢养成正确的读写姿势，这对儿童及青少年今后的发育和成长很有益处。

另外，需着重强调的是，不能躺着看书，尤其是不能养成随意躺着看书或躺着看其他读物的习惯。人们正常看读物时，一般都两只眼球同时发挥视觉作用。两只眼球所承受的负担基本上是一样的，而且也基本呈水平状态。如果是躺着看书，情况就不大相同了。躺着看书时，两只眼球不在一水平上，或上下偏斜，或左右偏斜，连接焦点的位置也脱离轨道，使两只眼睛所承受的负担轻重不一，眼睛极易疲劳，时间长了，眼轴会产生明显的不良变化。躺着看读物时，很难使眼睛与读物保持 30 厘米以上的距离，眼睛承受姿势、视线、距离的三重负担，如果不改变的话，将导致眼睛近视或出现其他眼睛异常。

2. 起居有规律

早睡早起，每日保持充足的睡眠时间，劳逸结合，脑体结合。

3. 饮食有度

饮食应该注意质量、数量、进食时间和速度。不偏食、挑食、暴食，多吃水果、蔬菜，少吃糖，养成良好的饮食生活习惯。平时注意补充有助于维持正常视力的营养物质维生素 A、动物性食物，如动物肝脏、乳及乳制品、蛋黄、鱼虾等；还有植物性食物，如胡萝卜、菠菜、西红柿、豆及豆制品等。

4. 舒适的学习环境

光源要充足，但要柔和不要过强，整个桌面的照明效果要均匀。学习时光线要从左侧方向来。不要在光线不足、耀眼的阳光、强灯光下看书写字。晚上在家里自习最好用 40 瓦的灯泡照明，并安上灯罩，悬挂的高度以视野内不看到灯泡适合。不要在路灯下、乘坐汽车时和厕所里看书。更不要歪头偏身趴在桌上读书写字。选择纸张不反光、字体大小适宜、印刷清晰的读物。

5. 坚持眼部锻炼

每日坚持远眺，做眼保健操和课间操，并积极参加文体活动和野外活动。眼保健操要按照规定去做，适当的按摩增加了眼局部的血液循环，对眼睛的健康有益无害。

6. 适度休息，不要长时间用眼

不要长时间使用视力，每学习 50 分钟后，应当休息 10 分钟，最好去户外活动，让眼望望远处，这样可使大脑和眼睛都能得到一定休息，消除疲劳。下课和放学后，千万不要拿着小人书和小说舍不得放手地看。长时间的阅读，会增加眼的调节力和集合力，促使近视发生和近视的发展。

7. 增加体育锻炼

下课后在室外空旷的环境中进行体育锻炼，既锻炼了身体，同时两眼不由自主地处于远看状态。因此，从事任何体育活动都会对防止近视有所帮助。

8. 定期做视力检查

一旦发现视力下降应先到医院就诊，假性近视可以通过治疗得以恢复，真性近视应及时配戴眼镜加以矫正，防止视力进一步下降。

如何"看电视"

我们依靠电视消遣的时间越来越长，众所周知，长时间面对荧光屏，对我们的眼睛是有害无益，因此专家提醒广大青少年和家长要从以下两个方面加以注意。

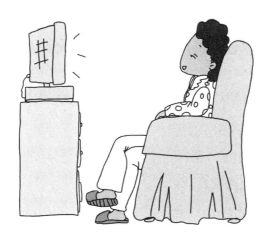

（1）电视机的位置和距离要适当

电视机要尽可能放在光线比较柔和的角落，高度也要适当，不要太高或太低，电视机的屏幕中心最好和眼睛处在同一水平线上或稍低一些。看电视时，眼部肌肉处于紧张状态，眼和屏幕的距离要合适。很多小孩子在看电视时喜欢站在电视机跟前看，这样距离太近，不仅看起来模糊不清，更容易引起视力疲劳。一般来说，电视机和人的距离应该是屏幕对角线的 4～6 倍较为合适。

（2）电视机的对比度和房间的亮度要合适

电视机的对比度太大，光线亮度不均匀，视力更为集中，容易引起眼睛疲劳。对比度太小，图像色彩不分明，也不容易看清楚。有的人看电视喜欢把屋子里的灯都关掉，这样屏幕的亮度和四周黑暗的环境形成了鲜明的对比，长时间观看，眼睛很不舒服。相反，如果房间里的灯光很亮，那么屏幕上的图像就显得灰暗，也看不清楚。所以，看电视时，屋子里的光线不要太暗，也不要太亮，可以在屋子里开一盏柔和的小灯，这样眼睛就不容易疲劳了。

◉ 护眼应该吃什么

（1）蛋白质

鱼、肉、奶、蛋中就有丰富的蛋白质。

（2）钙质与磷质

食物中如牛骨、猪骨等动物骨所含的钙质丰富，最易被人体吸收和利用。而乳、蛋、鱼、肉、蔬菜、粗粮及紫菜、豆类、核桃肉、南瓜子等食物的磷质含量比较多。

（3）锌与铬

近视眼患者普遍缺锌铬，黄豆、燕麦粉、杏仁、紫菜、海带、羊肉、牛排、黄鱼、海蜇、牡蛎、奶粉、可可粉、茶叶等含锌量较多；酵母、牛肉、谷类、肉类、肝类与干酪等含铬量较多。

（4）维生素

维生素不能在体内合成，必须依靠食物供应，动物肝脏、乳类、蛋类、鱼肝油等维生素的含量较高，新鲜水果含有大量维生素，豆类、花生等也有一定含量。

（5）补益肝肾的食物

中医认为发生近视的原因，主要是由于肝肾不足，气血亏损，所以治疗可选用具有补益肝肾作用的食物。食物中如肉类、蛋类、肝、肾、鲫鱼、黄鱼、墨鱼、淡菜、海参、虾、甲鱼以及桂圆、荔枝、葡萄、核桃肉、桑葚、大枣等都具有以上作用。

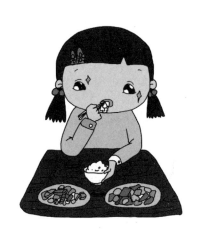

白领眼部总疲劳，如何保健太重要

当今，我们所身处的社会是一个信息社会，各类液晶屏，例如电视机、电脑、手机等均已渗透到我们日常生活的各个角落。然而，在这些电子设备带来无数效益的同时，也为现代人的眼睛健康蒙上了一层阴影。据统计，九成以上的白领都存在不同程度的眼睛健康问题，眼睛亚健康已成为威胁我国白领的一大常见健康问题。

为何白领一族的眼睛健康问题如此之多呢？实际，这与白领一族的工作方式以及办公环境密切相关。

在数字化的今天，几乎所有的办公方式都依赖于手机、电脑或其他电子设备。调查显示，约有70%～80%的白领人群日均接触电脑的时间在8小时以上。然而，长时间面对电脑所带来的最直接后果就是电脑辐射对眼睛的伤害。因为长时间注意电脑屏幕，导致眼睛瞬目动作减少，泪液不能均匀分布在眼表，从而造成眼干、眼涩、眼疲劳以及慢性结膜炎等眼部不适症状。

此外，日常生活以及工作中的用眼误区，也会对眼睛造成很大伤害。以使用眼药水为例，眼药水说明书一般建议一天滴用眼药水的次数不超过4次，然而大部分人使用时会忽略这项说明，一感觉到眼睛干涩就会使用眼药水缓解，这样下来，一天内使用眼药水的次数实际上早已超过说明书上建议的使用次数。而过度使用眼药水会让眼睛对眼药水产生依赖，从而造成干眼症及药物性角膜结膜炎。

● 白领常见眼病及致病因

那么，办公室白领常见眼病和发生原因都有哪些呢？比较典型的就是视频终端综合征和眼干燥症。

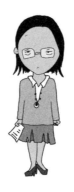

1. 视频终端综合征

视频终端综合征,又称"电脑终端综合征",是指由于长时间在视频终端前操作和注视荧光屏而出现的一组无特征的症状,包括神经衰弱综合征(头痛、头晕、额头压迫感、恶心、失眠或噩梦,记忆力减退,脱发等)、肩颈腕综合征(麻木、感觉异常及震颤,有压痛以及腰背部酸痛不适)、眼部症状(视疲劳、干眼症、眼部发痒、烧灼异物感、视物模糊、视力下降、眼部胀痛、眼眶痛等),以及食欲减退、便秘、抵抗力下降等,甚至对内分泌系统产生一定影响。

2. 眼干燥症

长时间面对着电脑,加上所处工作环境干燥,眼睛会干涩、胀痛、视力模糊。眼干燥症本来是秋冬季节的常见病,但是现在却成为不分四季的"热门病",究其原因,可能与长期工作在空气不流通的环境里有关。所以,眼干燥症又被称为大楼疾病综合征或办公室眼病综合征。

此外,化妆品使用不当或纹过眼线的女性几乎100%有干眼症状。这是因为纹眼线会使眼睑板腺开口被"堵"住,使睑板腺分泌脂质减少,从而破坏眼泪质量,直接导致眼表水分蒸发加快。

除此之外,慢性结膜炎、过敏性结膜炎、睑板腺阻塞、近视加深等,也都是白领一族易得的眼病。

◉适合白领的眼部保健法

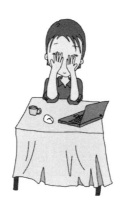

1. 眼部瑜伽

■ **运动一：远近交替平视**

作用：有效缓解因长时间盯视某一点所造成的疲劳感。

步骤：

① 选择舒服的坐姿或站姿，放松双肩，挺直背部。

② 抬起手臂，并与肩膀保持同高；右臂伸直，右手握拳，拇指向上竖起。左臂弯曲，左手大拇指指向鼻梁。

③ 双臂与颈部保持不动，眼睛先看右手大拇指，再将视线缓慢移回左手大拇指。

④ 远近为一次，练习 10 ~ 20 次后休息。可进行"热掌"练习帮助放松。

■ **运动二：左右交替侧视**

作用：减缓眼部疲劳，提升眼神的灵活度。

步骤：

① 选择舒服的坐姿或站姿，挺直背部，放松肩膀。

② 双侧手臂与肩同高，双手握拳，大拇指向上竖起。

③ 保持头与颈部不动，双眼视线同时看向右侧的大拇指，接着再移转到左侧的大拇指。

④ 左右为一次，练习 10 ～ 20 次后休息。可进行"热掌"练习帮助放松。

■ **运动三：热掌**

作用：有效缓解眼部疲劳。

步骤：

对搓双手掌心，搓热后将手掌在眼前展开（双手与眼睛保持适当的距离）慢慢睁开双眼，感觉手掌中的热度。

2. 穴位按摩法

穴位按摩，可以帮助疏通全身经络，加强气血畅通，达到缓解眼部疲劳的目的。

（1）眼部穴位按摩

选穴包括太阳穴、睛明穴、攒竹穴、四白穴、风池穴、合谷穴、足三里穴。按摩时动作要轻柔，不可用猛力按压。按摩之前，要洗净双手，修整指甲，以免造成眼部其他疾病。

（2）揉捏耳垂

耳垂处穴位较多，经常揉捏可促进全身血液循环。

（3）沿头部督脉巡行梳头

每天早晚，沿前额到脑后发髻的走向梳头，可以按摩督脉，起到保护眼睛、益智醒脑的作用。

（4）脚趾抓地

脚趾上有足阴经和足阳经的分布，平时多用脚趾抓地，通过一抓一松，以通经活络。

3. 饮食调养

加强饮食调养，养成良好的饮食习惯也有益于白领保护眼睛。比如可以适量饮用一些菊花茶、枸杞茶、绿茶、决明茶等。此外，维生素 A 对眼部保健相当重要，能够滋润眼睛角膜，尤其对预防眼睛干涩、角膜炎、夜盲症十分有效。都市白领在日常饮食中适当增加富含维生素 A 食物的摄取很有必要，而常见的富含维生素 A 的食物包括动物肝脏、胡萝卜、西红柿、红薯、菠菜、芹菜、豌豆苗、青红椒、芒果、红枣等深色蔬菜和水果。

维生素 B 也是视觉神经的营养来源之一，维生素 B_1 不足，眼睛容易疲劳；维生素 B_2 不足，容易引起角膜炎。要补充维生素 B 可以多吃些芝麻、大豆、鲜奶、小麦胚芽等食物。

下面列举几个简单有效的食谱，以供参考：

⧆ 黑豆核桃冲牛奶

原料：黑豆粉 1 匙，核桃仁泥 1 匙，牛奶 1 包，蜂蜜 1 匙。

制作方法：将黑豆 500 克，炒熟后待冷，磨成粉。核桃仁 500 克，炒微焦去衣，待冷后捣如泥。

食用方法：取以上两种食品各 1 匙，冲入煮沸过的牛奶 1 杯后加入蜂蜜 1 匙，每天早晨或早餐后服用，或与早点共进。

功能作用：可增强眼内肌力，加强调节功能，改善眼疲劳的症状。

⧆ 枸杞桑葚粥

原料：枸杞 5 克，桑葚子 5 克，山药 5 克，红枣 5 个，粳米 100 克。

制作方法：将上述原料熬成粥食用。

食用方法：视力疲劳者可以每日早晚两餐，较长时间服用。

功能作用：既能消除眼疲劳症状，又能增强体质。

⧆ 菊花茶

菊花对缓解眼睛疲劳、视力模糊症状有很好的疗效。除了涂抹眼睛可消除浮肿之外，泡一杯菊花茶来喝，能消退眼睛疲劳的症状。如果每天喝三到四杯的菊花茶，对恢复视力也有帮助。

但菊花茶属于寒性，有清热解毒的作用，长期饮用有可能让人体发寒，免疫力下降。阳虚体质者不能长期大量饮用。

◔ 及时进行眼睛体检和治疗很重要

眼科专家强调，平时除了预防眼部疾病，定期进行"眼体检"也是十分必要的。然而目前大家对眼科检查的认识普遍存在误区。

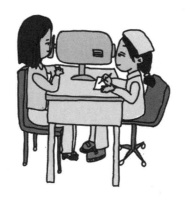

　　每当提及眼科检查，通常大家能想到的只是查视力，但实际上"眼部体检"的项目远远不止于此。其实，通过眼底检查，不仅可以看到很多眼部问题，还能反映很多全身问题。一般，眼部体检包括眼底镜检查、眼部 B 超检查等诸多项目，还能对日常容易忽略的高血压、糖尿病等疾病发出警报。

　　通过眼科体检可以比较全面地了解眼睛的健康状况，并且在患了眼部疾病之后，应该及时到正规医院进行检查和治疗。有些白领朋友由于工作忙碌而忽视眼睛"亚健康"问题，从而耽误了最佳治疗时间，引起更为严重的后果，这是得不偿失的。因此，编者在这里呼吁大家应当以自己的健康为重，积极参加每年的体检，眼睛、身体不适时，尽早前往医院检查，切不要忽视，或者自行用药。

◉ 科学用眼，重视预防

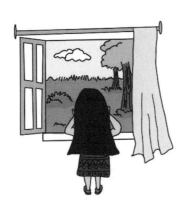

　　科学用眼，重视预防，这是远离各种眼睛疾病的关键。对于白领而言，尤其如此。

1. 配戴合适的眼镜

　　定期进行视力测试，以纠正任何潜在的视力问题，并在验光师的指导下，选择一副好品质及合规格的眼镜。可选择不反光镜片以减低眩光和提升整体舒适度。

2. 让眼球做运动

如果盯着电脑屏幕已经 1 小时了，那么你就需要做一些眼球运动来缓解眼睛疲劳。例如：向上望，同时呼一口气，再将视线移回中间，吸一口气，如此重复三次，再继续进行下侧、左侧及右侧的相同动作。

3. 忙里偷闲眨眨眼

泪腺分泌泪水来维持眼球表面湿润，是让眼球正常运作所必需的一步。而白领一族通常都长时间注视电脑，容易眼睛干涩不适，如果能忙中偷闲多眨眨眼，除了让泪水滋润眼球外，更有清洁的作用，可以让你的视力保持清晰，也相当于给眼睛做一次按摩。

4. 上班时保持间歇休息

职业女性如果连续使用电脑 6 ~ 8 小时，应每隔 1 ~ 2 小时休息一次，让眼睛离开电脑 10 ~ 15 分钟；工作 1 小时后最好离开电脑屏幕，注视远方目标，直到清楚后再维持十几秒钟。

5. 坚持按摩解疲劳

看资料时或开会间歇，用双手大拇指轻轻揉按眉头下面、眼眶外上角处；也可用食指和中指指腹在眉弓处由内向外轻推至太阳穴轻按，重复 5 ~ 6 次。长期坚持不仅可以缓解眼睛酸涩疲劳，还有助于视力的改善。

6. 养成良好的工作习惯

工作周围环境的光线要柔和，电脑屏幕的亮度要适中，清晰度要好，桌椅的高度与电脑的高度要匹配，放大屏幕的字体，让阅读更加方便。

此外，研究表明，保持座位与电脑屏幕之间有 50 ~ 65 厘米的距离，而屏幕的中心约在眼下方 20°，可以使颈部肌肉放松，并且使眼球表面暴露于空气中的面积减到最小，能够大大降小用眼疲劳。

7. 减少刺眼强光

天花板上的灯管、台灯，甚至从窗外透进来的太阳光，窗外街头的霓虹灯，都是造成刺眼眩光的元凶，容易让眼部过度疲劳。特别是很多白领喜欢夜间玩游戏，电脑屏幕光线直接刺激眼球，对眼睛伤害很大。

8. 多看绿色的事物

多看绿色的东西有助保护视力，长时间使用电脑工作的人容易眼睛疲劳，除了随身准备一瓶人工泪液以免眼睛过于干燥，多看绿色事物，把桌面、资料夹底色、浏览器外框等等都设置成浅绿色调，也可以缓解眼部疲劳。

9. 维持良好的饮食习惯

不要为了工作而忽略任何一餐，充足的营养能令眼睛得到保护及维持其运作。在日常饮食中多吃水果、坚果、绿叶蔬菜等这些含高维生素 C 及维生素 E 的食物。维生素 E 能保护眼球细胞免受自由基的伤害从而避免健康的眼部组织受损，而维生素 C 则能防止眼部在太阳光照射下受损。多摄取 Omega-3 脂肪酸，能有效减低视网膜退化的危机，而这也是导致失明的主要原因之一。

10. 谨慎使用保健性眼药水

有调查数据显示，23% 的白领会在眼睛疲劳时使用眼药水。眼睛疲劳时使用眼药水这个习惯非常好，但是对药水的选择需要注意。选眼药水最好选没有防腐剂的保健性眼药水，包括保湿类的眼药水以及营养类眼药水。不要随便使用抗菌型眼药水，因为这种眼药水含有抗生素，一般只有当眼表感染疾病，如患角膜炎、结膜炎等的时候才适合用。

老年人眼部保健秘笈

眼睛是人们探视美丽大自然的渠道，也是人们心灵的窗口，眼睛对于人们的重要性不言而喻，因此，人们要学会好好地保护自己的眼睛。尤其是眼睛问题较多的老年人。那么，老年人如何保护眼睛呢？眼睛保健策略有哪些？如何预防老年眼部疾病？

● 老年人容易得的 4 种眼部疾病

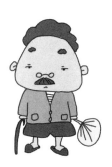

1. 眼睑内翻

眼睑内翻是老年人常见的眼病之一，常由下眼睑边缘向内翻卷，眨眼时角膜受到眼睫毛刺激而致，会有眼泪不断，球结膜充血等表现，可能会引起浅层角膜炎。严重时角膜还可发生溃疡，致而影响视力。

2. 老年性眼睑萎缩

多见于较瘦弱的老年人，上眼睑常因皮下组织和脂肪退化、眼睑皮肤松弛，形成皱褶而下垂，有时甚至可以遮住一部分黑眼珠。此种轻度下垂不需治疗，严重的需行手术切除。

老年性眼睑萎缩是可以预防的。建议每天早晚两次按摩攒竹、睛明等穴，还可减少眼疲劳、增进视力。

3. 溢泪症

导致发生溢泪症的原因很多，比如慢性结膜炎，患者因眼部干涩而用手擦拭内眼角，加之下眼睑松弛，很容易引起下眼睑轻度外翻，眼泪的出口处泪小点不能紧紧依贴眼球，因而发生溢泪症。另外一种发生溢泪症的原因可能是由于老年人得了面神经麻痹，致使口角歪斜、下眼睑闭不紧，形成外翻，此时泪小点向外下翻，泪液就不能通过泪小管而排出。

4. 老视眼及白内障

老年人由于眼球的调节能力减退而形成视力缺陷，即老花眼，用凸透镜制成的眼镜可以矫正。

凡是各种原因如老化、遗传、局部营养障碍、免疫与代谢异常，外伤、中毒、辐射等，都能引起晶状体代谢紊乱，导致晶状体蛋白质变性而发生混浊，称为白内障，此时光线被混浊晶状体阻扰无法投射在视网膜上，导致视物模糊。多见于40岁以上，且随年龄增长发病率增高。

◉ 老年人该如何进行眼睛保健

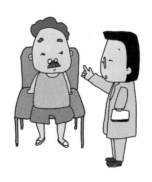

1. 形成良好的行为习惯

老年人起居要有规律，注意休息，保持充足的睡眠。看电视最好保证 3 米以上的距离；用眼时间尽量不要超过1个小时，青光眼患者切记不要超过40分钟；不要阅读字体过小的报纸；经常放松眼睛，眺望远方，对眼部周围穴位进行按摩；建议中老年人戒烟，烟草中的尼古丁可造成视网膜视神经血液供应障碍。

2. 形成良好的饮食习惯

良好的饮食习惯对于身体健康极为重要。这里不仅是针对保护眼睛，对于全身的健康，也应该做到健康饮食。

建议中老年人每日少食多餐，选择便于咀嚼、易于消化的食物。饮食宜清淡，多食营养丰富食物。多食新鲜蔬菜、水果。注意补充维生素E和维生素B、蛋白质、钙和锌，可多食豆类、谷类、花生、蛋类、奶制品、动物内脏、瘦肉等。

尤其在清晨，脾胃困顿，常使人胃口不开、食欲不佳，老年人更是如此。故早餐不宜进食油腻、煎炸、干硬以及刺激性大的食物，否则易导致消化不良。早餐宜吃容易消化的温热、柔软食物，如牛奶、豆浆、面条、馄饨等，最好能吃点粥。如能在粥中加些莲子、红枣、山药、桂圆、薏米等保健食品，效果更佳。

中老年人还应当注意少饮酒，少食甜品、高胆固醇的食物、油炸、烘烤、硬脆的、黏滞等难消化的食品及辛辣食品。忌暴饮暴食。

3. 积极锻炼，增强体质

中老年人平时要积极锻炼，但尽量参加一些适合自己身体的体育活动，如慢跑、散步、打太极拳、太极剑等，以增强体质，延缓衰老，保持眼的调节功能；尽量避免力量型运动和对抗性强的运动，这不仅会使眼压增高，还有可能造成一些不必要的身体伤害。

4. 配戴合适眼镜

配戴合适的远用镜和老花镜眼镜，不仅能提高视力，还能有效地减轻视疲劳。老花镜的验光、配戴，一定要去正规眼科医院或者眼镜店，选择适合自己情况的老花镜，为图价格过分低廉而选用质量不过关的老花镜，只会造成危害，有害无益。

老年人在烈日下尽量戴太阳镜，可以有效地避免紫外线对眼睛的伤害，减少因紫外线而导致的白内障、老年性黄斑变性等眼疾的发生。

5. 眼部不适及时检查

老年的眼病不论急慢，稍有耽误可能就会致残或致盲，如急性青光眼。发现眼部突然不适后，老年朋友一定要选择立即前往医院进行诊断。平时也应当在专科医生的指导下，选择眼药。

6. 定期进行眼睛的检查

尤其是有眼病家族史的，不仅能及时发现、预防和治疗眼病，还会及早发现全身的潜伏期的其他疾病。对其他全身病的及时治疗意义很大，因为很多全身疾病都可能在眼部表现一些症状和体征，如糖尿病、高血压、血液病等。甚至某些疾病的首发症状就在眼部。对于高血压、血管硬化和糖尿病患者要积极治疗、控制病情，以免殃及眼部。

7. 保持良好轻松的心理

更年期中老年人的不良情绪或对病情心理压力过大，都会造成内分泌的紊乱，进而加重病情或诱发其他疾病。所以，中老年人要注意调整心态，控制自己的情绪，多参加能保持心灵舒畅和陶冶情操的活动，保持心理上的健康，这样对眼病或是其他疾病的防治才能起到事半功倍的效果。

◉ 老年人护眼该如何饮食

衰老是由于新陈代谢产生的自由基过氧化破坏作用所致。由此可知，经常摄人清除自由基的物质，是防止或延缓组织细胞老化、保护正常生理功能的最好方法。这些抗自由基防衰老物质，都可在日常饮食中获得。故提出以下建议。

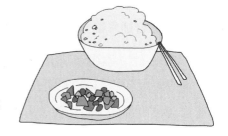

（1）多吃天然红色食物，补充体内抗自由基物质维生素 C 和维生素 E

据检测，眼球正常水晶体内维生素 C 浓度是血液内浓度的 30 倍；进入更年期后，晶体内维生素 C、谷胱甘肽等抗氧化物质含量明显减少，部分水溶性蛋白质变性，逐渐变浊，出现白内障症状。此时，水晶体钙含量增多、钾含量减少、变硬、弹性下降，再加上附着韧带收缩力减退，以致晶状体可调节凸度显著变少，致使视物能力迅速衰退。

番茄、胡萝卜、紫菜、红苋菜、红心甘薯、洋葱、南瓜、山楂、红枣、杨梅、草莓、桑葚、柿子、紫葡萄、红苹果、紫米等红色食物中，维生素 C、维生素 E 等强抗氧化物质含量都很多，同时含有大量胡萝卜素，进入体内可分解成双倍量的维生素 A，可以有效预防老年人易患的眼干燥症、角膜溃疡、夜盲症和骨质疏松症。

红色食物中的番茄红素与 β - 胡萝卜素的协同作用，能显著增强体内巨噬细胞免疫活力，防病防癌；大量的果胶则能促进肠内有害物质排出体外。尤其是番茄籽，其表面的胶状物，在烹调中被分解成大量苹果酸和柠檬酸，能保护维生素 C 不被加热所破坏。青番茄中含有较多的番茄碱，多食会引起胃痛、呕吐、头晕、全身无力等中毒症状。故不要空腹吃大量番茄和柿子，它们所含的大量果胶、柿胶酚及可溶性收敛物质会与胃酸发生化学反应，形成结石，妨碍消化功能。

（2）多吃新鲜绿色蔬菜，常吃动物肝脏、多饮牛奶或羊奶

这些食物中，维生素 A、维生素 C、维生素 E、维生素 B_1 含量多，使角膜、水晶体、视网膜经常保持良好新陈代谢和功能，防止退化。需要提醒的是，动物肝脏是解毒器官，烹调前要用清水反复冲洗、浸泡，以防其中尚未被分解的物质进人体内危害健康。

（3）常饮绿茶抗衰老

美国学者最近研究证实，绿茶中除含有丰富的维生素类营养物质外，还富有其他多种高效抗衰老、抗癌、抗心血管病变物质，其综合强度是维生素 C 的 100 倍，是维生素 E 的 25 倍。红茶、乌龙茶中虽也含有这类物质，但数量要少得多。

早上起床时，喝一杯加了菊花的绿茶，不仅清香润口、提神醒脑，而且绿茶和菊花均有清肝明目的作用，对治疗目赤和目昏颇有疗效。

如果眼睛经常有血丝或突然有小范围充血，可以用 1/3 或 1/2 张新鲜的荷叶煮水喝。荷叶能解暑清热、升发清阳、散瘀止血，可消除眼睛中的血丝和充血，

使眼睛明亮。

如果感到目赤肿痛，可用 50 克新鲜的车前草煮水饮用。车前草具有清热、利水、明目的功效。

◉ 小动作改善眼部情况

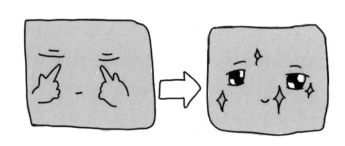

（1）按摩及艾灸

经常按摩眼眶和面部也有良好作用。人体五脏六腑的许多经脉都经过面部和眼睛，每次按摩 10 分钟，每天数次，持之以恒，不仅对眼睛有保健作用，对整个人体的健康也大有好处。

用艾条灸足三里、曲池和合谷这 3 个穴位，每星期 2 次，可起补益肾气、清热利湿、调和营卫、明目退翳的作用。

（2）经常眨眼

人到中年后，由于睫状肌的收缩力逐渐减弱，其调节作用也相对减退，同时晶状体因增龄，逐渐发生硬化，其弹性也减低，使眼睛调节能力衰退，所以会逐渐感到眼睛不敏锐。有专家建议中老年人多多眨眼，不失为一个保健眼睛的简单方法。

这是由于经常眨眼可以使眼球放松，使眼肌得到锻炼；配合经常转动眼睛，则能够锻炼眼肌，加快眼球的血液循环。

特殊疾病眼部保健

◉ 霰粒肿

上下眼睑中的支持组织为坚硬的睑板，上下睑板中有许多睑板腺，其开口在上下睑缘上。睑板腺不断分泌一种油性物质，可滋润睑缘，防止泪液外溢，晚上睡觉时可使眼睑闭合得更加紧密，防止泪液蒸发以免角膜干燥。

如果由于某种原因，使睑板腺口受到阻塞，睑板腺的分泌物质排不出来，淤积在腺体内形成刺激物，刺激腺体周围组织，引起慢性炎症反应，逐渐形成隆起的肿块，这就是霰粒肿。

霰粒肿是临床上一种常见的眼睑病，男女老幼都可发病。它不疼不痒，发病缓慢，多数病人是在偶尔触摸眼睑皮肤时发现，或被别人发现的。说不出确切的发病时间。肿块在眼睑皮肤下，与皮肤不粘连，如绿豆大或黄豆大，个别还可大些。翻过眼睑时，在睑结膜面可以看到相应的部位呈紫红色。

霰粒肿对眼睛没有大的影响，如果没有症状可以不去管它。比较小的霰粒肿，不必急于进行手术，可以用热敷的办法，促进其吸收。霰粒肿简单有效的治法还是手术，在睑结膜面做一小切口，将其内容刮除干净，术后眼皮上没有瘢痕，一般 1 ~ 2 天可愈。

霰粒肿与麦粒肿的区别在于：霰粒肿，是睑板腺出口阻塞，造成腺体分泌物潴留在睑板内引起的一种无菌性慢性肉芽肿，早期小，可试做热敷，如效果不好，一般均需手术刮除；而麦粒肿，俗称"针眼"，是化脓性细菌侵入眼睑腺体而引起的急性炎症，待局部出现黄色脓点时，及时切开排脓，注意在脓肿未充分形成时，不要切开，更不要挤压，否则可使感染扩散。

◉ 睑缘炎

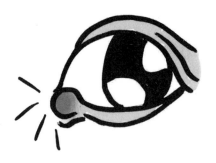

眼边红肿,又痒又痛,同时还有许多眼屎,睫毛经常脱落,这种眼病叫睑缘炎,俗称"烂眼边"。

发生本病与身体抵抗力低有关系。眼睑长期受风沙和灰尘的刺激、睡眠不足、嗜烟酒、屈光不正、消化不良等都可成为诱因。不注意眼的卫生、常常用手揉眼睛,或用不干净布等擦眼睛,把病菌带到眼睛里,就容易患上睑缘炎。

(1)分类

①单纯性眼睑炎。眼睑部发痒、充血,还伴有结膜炎,进一步发展成为鳞屑性睑缘炎。这种病睑缘充血,睫毛根部睑缘表面有白色细小鳞屑和睑板腺分泌的油脂混合一起,形成了黄色脂肪样的分泌物,干燥后结成痂,但不发生溃疡,睫毛容易脱落但可再生。如果睑缘炎日久不愈,常可发生睑缘肥厚。

②溃疡性睑缘炎。是毒性较强病菌感染所致。这种病睑缘充血,分泌物较多,干燥后结成痂,把痂除去后,就可见到溃疡、出血、脓疮。溃疡痊愈后,有瘢痕收缩,造成睫毛乱生、倒睫。由于溃疡较深破坏了毛囊,睫毛脱落后不能再生,变成秃睫,睑缘也肥厚变形。

③眦部睑缘炎。主要在眼角发炎,俗称"烂眼角"。它与缺乏维生素 B_2 有一定关系。

(2)治疗和预防

得了睑缘炎,可以使用温开水把眼睑上的分泌物洗干净,把痂皮除掉,涂上抗生素眼药膏,如金霉素眼药膏、四环素可的松眼药膏,每日 3 次,也可涂白降汞眼膏。上药时，要尽量涂在睫毛根部皮肤上。也可滴用 0.25% 硫酸锌眼药水。同时口服维生素 B_2。

在平常生活中，有效预防也显得非常关键：

① 注意眼睛卫生，不用手揉眼睛，不用不洁的东西擦眼睛。

② 有屈光不正的，要及时配戴眼镜。

③ 睡眠要充足，戒烟酒；注意营养和加强身体锻炼，增加抵抗力。

● 交感性眼炎

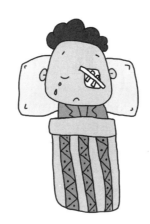

这是一种特殊的双眼色素膜炎，是眼球穿通伤后最严重的并发症之一，病人先是一只眼睛受伤后发炎，一段时间后，另一眼也发生同样性质的炎症。结果一眼受伤，却双目失明。受伤眼称为主交感眼，另一眼称为被交感眼，近年来发现这种病与免疫反应有密切关系。

交感性眼炎通常发生在受伤后 2 ~ 8 周，也有少数病人发生在 1 年或数年之后，个别的甚至在数十年以后才发生。其典型的表现是：受伤眼发红、疼痛、视力下降，接着另一眼出现发红、疼痛、畏光、流泪、视力下降等症状。随后还可出现虹膜和晶体粘连，瞳孔闭锁，继发性青光眼。炎症发生在眼球后部者有视乳头和视网膜水肿、渗出，玻璃体混浊，视力严重减退。交感性眼炎虽然后果严重，但只要发现及时，经早期积极的综合治疗，仍可挽救部分视力。所以，一只眼受伤后，若对侧眼睛有什么异常的情况应及时到医院检查，排除有无交感性眼炎发生。

◉ 酸、碱物质溅入眼内的急症处理

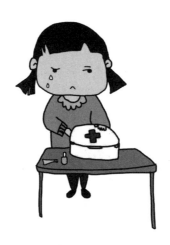

　　我们都知道强酸、强碱的腐蚀性很强，眼睛要是溅上强酸、强碱，其后果是很严重的，这种外伤统称为眼部化学烧伤。

　　我们在日常生活和生产中，常碰到化学物质，如工人在有酸、碱物质的工厂劳动，因操作不慎或没戴防护用品，将酸碱溅到眼内。致伤的化学物质有固体、流体或气体。常见的酸性物品有硫酸、硝酸、盐酸等；碱性物品有氢氧化钠、氢氧化钾、浓氨水、石灰等。

　　溅入眼内酸碱物质的量不多，或酸、碱的浓度不大及与这些物质接触的时间短，一般只引起角膜和结膜浅层的损伤。病人眼睛虽然又红又痛，视力也受影响，但只要经过及时和正确的治疗，控制感染，几天后就可痊愈。反之，要是酸、碱浓度大、数量多、存留在眼内时间长，又没有及时冲洗，后果是非常严重的。因强碱强酸所接触的组织坏死、脱落，最后瘢痕形成，组织收缩而畸形，并严重的影响视力。

　　发现酸碱物质溅入眼睛内，应该立即就地用大量自来水（或井水、河水、其他清水）冲洗，或用面盆盛水，将面部浸在水中，睁开双眼或把眼睑分开，左右摆动头部，使波动的水把眼部酸碱物质冲洗掉。一般最少浸洗 5 分钟，千万不要没有经过冲洗就急忙去医院，这样就加重了病情。

就同等严重程度的烧伤来说，碱性烧伤比酸性烧伤为重。因为碱性物质会渗透到眼内，并可在眼内存留 5 小时之久，如不及时抢救处理，就有失明的危险。酸性物质一般不向眼深部组织渗透，后果比碱性轻些。

所以，眼部酸碱烧伤，关键是就地彻底用水冲洗眼睛，这直接影响着治疗效果。

◉ 烟酒中毒性弱视

烟酒可以使视神经中毒而影响视力。嗜烟酒的老年人由于摄入烟酒的时间长，机体的代谢趋于缓慢，解毒能力下降，所以比年轻人更易罹患此病。烟酒中毒性弱视常表现为双眼视力逐渐减退，在傍晚或光线较暗时尤为明显。但这种病的早期，眼部检查难以发现异常，只有做视野检查才有助于诊断。到了晚期，视神经萎缩，治疗就比较困难了。显然，远离烟酒是保护视力的良方。

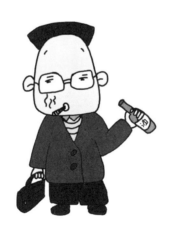

常见慢性病与眼病

◉ 糖尿病与眼病

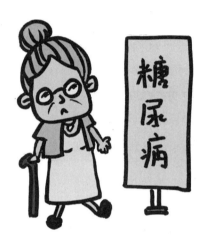

糖尿病是一种危害极大的全身性疾病,它是一种以胰腺分泌功能障碍而引发的糖代谢紊乱,可引发多种眼部并发症。

1. 糖尿病眼部并发症

(1)眼屈光异常改变

糖尿病患者由于血糖突然增高会使房水中离子浓度降低,晶体因过度吸入水分而凸度增加,可导致近视性屈光不正,反之经过治疗后当血糖降低时又会使晶体失去水分而发生远视性屈光不正,且常伴有明显的散光。所以糖尿病患者出现突然视力下降时应进行眼科验光。

(2)糖尿病性白内障

糖尿病患者常并发晶体混浊,一般将青少年糖尿病患者并发的白内障称为真性糖尿病性白内障。糖尿病还会促使老年性白内障的发生并使其成熟加快。

（3）糖尿病视网膜病变

是最常见也是最严重的糖尿病眼部并发症，目前已是世界上致盲性眼病的重要病种之一。糖尿病视网膜病变常发生于40岁以上且患糖尿病时间较长的患者，由于反复的视网膜玻璃体出血和新生血管生成可导致增殖性视网膜炎，使患者视力严重下降甚至失明。

（4）糖尿病引起的多发性神经炎

主要表现为突然出现视物成双、眼球运动受限、眩晕及步态不稳等。

其他糖尿病眼部并发症还有葡萄膜炎、视神经视网膜炎、新生血管性青光眼等。

2. 对糖尿病眼疾的治疗

（1）控制血糖

对于血糖突然改变形成的屈光异常性视力下降，常在血糖稳定后自行缓解，如血糖控制后视力仍无恢复，应进行配镜矫正。糖尿病并发白内障者应局部点滴眼药卡他林、白内停等，至白内障成熟期应做人工晶体植入术。糖尿病视网膜病变为慢性进行性眼病，最终多导致患者视力严重下降甚至失明，目前提倡早期进行激光视网膜全光凝以改善视网膜缺血缺氧，同时内服活血化瘀类中药以改善视网膜血液循环。糖尿病性麻痹性斜视的治疗原则为首先控制血糖，同时配合大量维生素类、神经营养剂等药物。

（2）定期查眼睛

一般已确诊的糖尿病患者均常规要求做眼科检查，有些患者对此十分不理解。为什么得的是内分泌疾病要看眼科？糖尿病与眼科到底有什么关系呢？

糖尿病是一个复杂的代谢性疾病，其眼部并发症是发达国家成人失明的主要原因。有些糖尿病的症状隐匿，患者往往以眼部病变为首发症状到眼科就诊。在我国，随着生活水平的提高及平均寿命的延长，糖尿病发病率亦越来越高。因此，糖尿病引起的眼部并发症也应引起我们的足够重视。

建议糖尿病患者应每年散瞳检查眼底。Ⅰ型糖尿病患者，过了青春期后应定期检查眼底，Ⅱ型糖尿病患者从发病后5年应每年检查1次或遵医嘱。如有眼部异常感觉，及时去找眼科医生检查治疗，并要缩短眼科随诊时间，如每半年或3个月1次。

3. 糖尿病眼疾的预防

（1）定期检查眼睛

在确认患有糖尿病后，所有患者都应该前往眼科进行检查，建议每半年至一年进行一次。

（2）合理用药控制血糖

如今大多均为西药控制，如双胍类、磺脲类、α－葡萄糖苷酶抑制剂及噻唑烷二酮类等，这些药物在快速降糖方面效果显著，但在预防及治疗糖尿病并发症这些方面还是存在一定缺陷的。而传统的中医方法，虽然在降糖方面效果会慢一些，但其在并发症治疗方面小有成就，如今应用较广的药物有恒济悦泰胶囊等。

（3）在体力能够承受的情况下，适当增加运动量

最低强度运动：散步、做家务，约30分钟。

低强度运动：跳交谊舞、骑车，约20分钟。

中等强度运动：慢跑，做广播体操，约10分钟。

高强度运动：跳绳，打篮球，约5分钟。

（4）定期进行眼科随访

早期可以应用药物延缓它的发展，若发展到一定阶段，就需要激光治疗，如果发展到晚期，那就需要做手术。

糖尿病视网膜病变早期治疗效果较好。由于病变损害的不可逆性，预防是最重要的一环，而且早期预防的花费要远远低于晚期手术治疗的费用，疗效也更佳。

当有以下情况之一出现，建议您还是尽快去医院检查：

① 视野模糊，眼花。

② 看一些标志或者阅读的时候很吃力。

③ 看东西有重影。

④ 一只或两只眼睛受伤了。

⑤ 眼睛发红，而且一直不好。

⑥ 眼部有压力感。

⑦ 眼睛看见光斑或漂浮物。

⑧ 直线看起来是弯的。

⑨ 不能像以往一样看得清角落里的东西。

⑩ 10～29岁之间，有5年的糖尿病病史，每年都应该进行检查。

⑪ 如果年龄超过了30岁，不管糖尿病病史多长，都应该每年进行检查，如果眼部出毛病了，就需要进行更多的检查。

⑫ 视野出现各种变化。

⑬ 如果是怀孕或者准备怀孕的"糖友"也应该进行散瞳检查。

4. 养成良好的生活习惯

（1）控制糖摄入

很多糖尿病并发症患者，建议不要吃含糖量高的水果、饮料等，血糖如果控制较好，水果可以适当吃一些，但切记不要过量，并且一定要计算在每天的总热量中。

（2）控制体重

每天计算总热量，不要超标。平衡饮食，蛋白质占总热量15%左右，脂肪占25%，碳水化合物占60%左右即可。油类食物以植物油为主，常见的有花生油、豆油、菜籽油等，这些油类能减少血脂的升高。尽量不用动物油，不吃含胆固醇高的食物，如蛋黄等。

（3）多吃清凉食物

糖尿病并发症中，糖尿病眼病比如糖尿病眼底出血，是因为阴虚肝热引起的，所以饮食上要以滋阴清肝热的食物为主，常见的主食有豆类、玉米面、荞麦面，而蔬菜应以绿叶菜为主，如白菜、芹菜、菠菜、小白菜等。

（4）忌辛辣食品

辣椒、生葱、生蒜等都是不宜多吃的。油炸食品也不宜多吃，容易引起血糖升高，导致病情加重。此外，科学表明，每天吃一个西红柿，能有效防止眼底出血。

由于糖尿病对机体各系统的干扰和眼部损害的复杂性，一旦引起视力障碍，治疗起来比较棘手。因此，糖尿病患者一定要坚持正规治疗，并把眼部全面检查作为随访复查的常规项目。

● 高血压与眼病

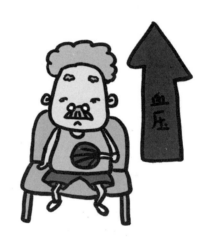

高血压眼病患者中约70%有眼底改变。眼底阳性率与性别无关，但与患者年龄有比较密切的联系，年龄愈大阳性率愈高。临床常见的慢性高血压患者中，眼底阳性率与病程长短呈正比，病程时间较长者，眼底阳性率亦较高。

1.高血压眼部并发症

（1）眼底出血

这种情况往往发生于已患高血压病、动脉硬化症、糖尿病的病人。尤易发生于原有高血压的病人。还可继发于视网膜静脉阻塞、视网膜静脉周围炎等疾病。主要表现是视力下降、眼前黑影飘动，严重的可出现视力突然丧失。

（2）急性闭角型青光眼

这种眼病，多见于老年妇女，患者可出现剧烈的头痛、眼痛、恶心、呕吐、视力骤降、看灯光出现"彩虹"。有的还可出现发热、怕冷等症状。容易被误以为是胃肠疾病或感冒。

（3）视觉衰退

后果是近视、眼干燥症、结膜炎的发生率大大上升，出现眼睛干涩、发红、有灼热感或异物感，眼皮沉重、眼痛、头痛、视力下降等症状。

2.高血压眼疾的预防

要预防高血压性视网膜病变，必须严格地控制高血压患者的血压水平，可以通过改变饮食习惯和服用降压药来达到这个目的。另外，必须按时随诊，时刻注意自己的身体变化。

下面介绍两个茶饮方子，希望能够给高血压眼疾患者带去帮助。

方一：取夏枯草花蕾6克，双钩藤10克，白芍15克，麦冬15克，白菊花6克，加水适量煮沸10分钟左右即可服用，每日饮用3～5次。

方二：取罗布麻3～5克放入水杯中，用开水冲泡5分钟后即可服用，当茶饮每日1～3次，可以软化血管，缓解血压高，清热解毒等。

🔘 老年性黄斑变性

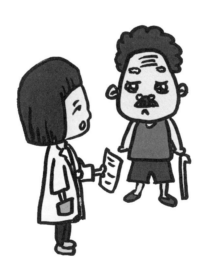

老年性黄斑变性，又称"年龄相关性黄斑变性"，是老年人黄斑区的一种特殊病变。患眼黄斑部位出现渗出、变性或视网膜下出血。由于黄斑是视网膜上视觉最敏锐的区域，所以本病对视力影响很大。这种疾病的病因尚不明确，药物治疗效果很不理想，而手术治疗目前也还处于探索阶段。早期病变时适当补充抗氧化剂，如维生素 E、维生素 C 等，有助于减轻损害。

为了更好地配合治疗还应注意：

① 控制血压在 140mmHg/90mmHg 以下。

② 化验血糖，空腹血糖应控制在 3.9 ~ 6.1mmol/L。

③ 配戴深色眼镜，减少光损伤。

④ 禁止吸烟，尽量少饮酒。

⑤ 少食高脂质物质，如动物内脏，减少患者老年性黄斑变性的危险因素。

⑥ 老年性黄斑变性的饮食保健，一般推荐补充叶黄素，叶黄素是一种对眼睛非常有益的营养素。建议多食用富含叶黄素的蔬菜，如玉米、菠菜、甘蓝菜等。

第五章

其他应该注意的眼部健康问题

如何正确配戴隐形眼镜

☺ 什么是隐形眼镜

隐形眼镜，也叫角膜接触镜，是一种戴在眼球角膜上用以矫正视力或保护眼睛的镜片。根据材料的软硬它包括硬性、半硬性、软性三种。隐形眼镜不仅从外观上和方便性方面给近视、远视、散光等屈光不正患者带来了很大的改善，而且视野宽阔、视物逼真；此外在控制青少年近视、散光发展，治疗特殊的眼病等方面也发挥了特殊的功效。

隐形眼镜根据不同的分类标准，可以分为不同类型。

（1）按材质分类

依据材质不同，可分为硬性隐形眼镜、软性隐形眼镜和透气性眼镜。

（2）按配戴时间分类

依据配戴方式，可分为长戴型、日戴型、夜戴型；依据镜片使用周期，可分为抛弃型、定期更换式、传统型。

（3）按镜片功能分类

① 视力矫正镜片：供屈光不正、无晶体眼或圆锥角膜患者使用。其中又可

细分为供无散光或低度散光眼使用的球面镜，供球面镜不能矫正的散光眼使用的散光镜，供老视眼使用的双焦或多焦镜以及 3D 隐形眼镜。

②美容用角膜接触镜：即彩色隐形眼镜，属于软性接触镜，供希望加深和改变眼睛颜色者使用。

③治疗镜片：供以隐形眼镜作为治疗手段的各种眼疾患者使用。

④色盲镜片：供色盲者改善辨色力使用。

（4）按抛弃时间分类

可分为日抛型、双周抛型、月抛型、季抛型、半年抛型和年抛型。

◉ 隐形眼镜有哪些特点

1. 氧传导性

氧的通透性是隐形眼镜材料最重要的特性之一。角膜无血管来提供正常代谢所需的氧，角膜必须从泪膜中得到所需氧的大部分。泪膜则在睁眼时从大气中获得氧。

角膜所需氧气 80% 来自空气，15% 来自角膜缘血管网，5% 来自房水；根据角膜缺氧情况会引起不同表现，如角膜水肿，视力下降，神经末梢感觉下降，角膜缘血管增生，角膜上皮及内皮功能下降等情况，睁眼戴软性隐形眼镜角膜的氧气供应主要来自于空气，睡眠戴普通水凝胶材质的软性隐形眼镜，角膜得不到充足氧气供应，导致角膜缺氧。

睡眠时，眼睑挡住了来自空气中的氧，泪液中大部分氧都是从角巩缘血管和睑结膜血管中弥散而来。此时泪膜中的氧含量约只有睁眼时的 1/3。

对于初次配戴隐形眼镜或彩色隐形眼镜的朋友，会感觉不适，其中一项可能的原因就是因为：角膜缺氧。

正常情况下，我们的角膜需要"呼吸"，隐形眼镜的透氧率是评估隐形眼镜材料好坏的一个重要指标，因此镜片材料有较高的透氧率是选择镜片一个很重要的因素。

角膜长期缺氧易导致角膜的相关并发症，例如慢性角膜水肿、角膜新生血管等，隐形眼镜尤其是彩色隐形眼镜满足了广大爱美人士的需求，但一定要按规范的程序验配适合自己的隐形眼镜产品，并严格按照护理程序进行日常护理。

那么，隐形眼镜是不是越薄越好？其实这并不是绝对的。薄的隐形眼镜增加透氧性，提高舒适度，但是易致镜片干燥、脱水、造成角膜干燥、角膜染色，同时镜片易破损。

2. 美观性

① 对于年轻的配戴者来说，可以避免框架眼镜遮盖眼部，便于用眼睛交流思想感情。

② 框架眼镜的框架形状和边宽常可修改配戴者的面形，而隐形眼镜没有这一缺点。

③ 久戴框架眼镜常发生鼻梁的塌陷、眼球的凸出，如及时配戴隐形眼镜则可避免这一变化。

④ 框架眼镜受框架的限制，而隐形眼镜不受任何遮挡与限制，因而隐形眼镜比框架眼镜的视野更宽阔。

⑤ 如果配戴者双眼近视或远视的度数相差较多，配戴框架眼镜，双眼的成像相差便会太大，脑部较难把两眼的影像合而为一，隐形眼镜亦可减轻双眼成像相差，而对于角膜不规则散光的患者，软性隐形眼镜可矫正他们的视力问题。

3. 度数与框架眼镜度数不同

框架眼镜是置于眼睛的前面，而隐形眼镜直接贴在角膜前面，不存在框架眼镜的顶点距离效应，同时根据一定的光学原理，近视者隐形眼镜度数略低于框架眼镜度数，远视者则相反。

◉ 配戴隐形眼镜的注意事项

1. 隐形眼镜的选择应与个人特点相结合

爱美是大部分人的天性，特别是女性朋友，不少有近视眼的女性都选择了激光手术，但大部分的人仍然比较习惯戴隐形眼镜这种方式。不过配戴隐形眼镜如果经常不注意一些小细节的话，很容易引起眼睛的不适，甚至影响到眼睛的健康。而且专家也指出隐形眼镜是一种医疗用品，应该经过专业医师检查且仔细评估后才可配戴，不可随便购买，否则使用不当会引起各种相关并发症的危险。

隐形眼镜对高度近视及高度散光的视力矫正效果，比普通眼镜的效果更佳，而且视野不受镜架限制的困扰，但是配戴时间不宜过长，因为如果长期每日配戴隐形眼镜，又长期处于空调环境中，难免眼睛干涩疲劳，除了要多眨眼、多休息外，尽量不要连续戴普通水凝胶材质的隐形眼镜超过 12 小时，不可戴镜午睡，更不可戴镜晚上睡觉。另外，有干眼症、睫毛倒长、眼睑内翻或外翻、生活工作环境属高温多尘的近视族，建议慎重配戴隐形眼镜。

在隐形眼镜的选择上，硬式高透氧镜片因为比较不吸附泪液中的脂质、蛋白及空气中的尘埃，所以比较不会使眼睛过敏及发炎，且硬式镜片寿命较长，可维持 3 ~ 5 年，但缺点是配戴者适应期较长、有异物感、镜片易滑脱，所以从事运动者较不适合。而抛弃式隐形眼镜，因价格降低且方便卫生，特别适合过敏体质的人配戴。

总之，无论选择何种隐形眼镜，都应该先请专业医师详细检查眼睛状况，评估眼表健康状况及泪液机能之后在配镜。镜片配戴后，需在裂隙灯显微镜下去评估镜片的定位、松紧度与滑动程度是否都合适。若眼睛有红、肿、痛、痒、视力模糊或有异物感应尽快就医，以免延误。青光眼、激光手术 3 年内，角膜移植和医生确认不能使用隐形眼镜者，切不可私自购买配戴。

2. 戴隐形眼镜要点多多

（1）隐形眼镜如此戴才正确

① 每次取戴或操作之前都要将手洗干净，指甲剪短；在干净、平整的桌面上操作和取戴镜片，以免镜片掉在地上。

② 戴镜片之前，仔细检查镜片有无破损、污物及沉淀物。如有破损则不能配戴，如有污物和沉淀物则必须清洁冲洗后再戴。

③ 配戴时需分辨清楚镜片的正反面，通常正圆形即是正面，若镜片边缘向外翘起即是反面。配戴时要使正面向上配戴。需要化妆的女士应在化妆前配戴隐

形眼镜，卸妆前取下隐形眼镜，不要使化妆品粘连镜片。

④ 戴上镜片后，洗净全功能护理液冲洗镜盒，风干后备用。

⑤ 不提倡使用镊子和棍棒等辅助工具，因为镊子如果不包裹尖头，很容易损伤镜片，而镊子和棍棒头的包裹物又很容易被细菌污染而成为细菌的良好培养基，从而污染镜片，使眼睛发炎。

⑥ 戴隐形眼镜时除非是隐形眼镜专用的眼药水，否则不得滴任何眼药水。因为药水的成分吸附在镜片上，不仅会使镜片变浑变硬，而且滞留在镜片上的高浓度药液成分会损伤眼部组织。

⑦ 如眼睛有分泌物、摩擦感或结膜充血，甚至角膜上长白点，绝不要勉强配戴并应立即去医院就诊。

⑧ 传统型镜片建议配戴时间最长不要超过 1 年，使用周期中应根据镜片具体情况及时更换。最长半年需复查 1 次眼睛。

⑨ 隐形眼镜不可以与他人共用，以免引起和传播眼疾。

此外，戴隐形眼镜不可以睡觉。因为正常的角膜是需要"呼吸"的，我们睁眼时角膜呼吸所需的氧主要来自大气，闭眼时则主要来自角巩缘和睑结膜血管，氧气量只占到睁眼时氧气量的1/3，所以，戴着隐形眼镜睡觉易致角膜缺氧。

戴隐形眼镜也不可以游泳，除非戴了眼罩。专家称，戴隐形眼镜游泳可能会导致失明，因为在水中，有一种叫作阿米巴原虫的小虫，如果随便用自来水冲洗隐形眼镜或戴着隐形眼镜去游泳，就会感染这阿米巴原虫，造成角膜溃疡、慢性眼色素层炎，重者可失明。

（2）**不适合戴隐形眼镜的情况**

① 有眼睑、结膜炎和角膜炎急性感染期、沙眼、泪囊炎、泪道堵塞或泪液分泌减少的患者，只剩单眼视力者和患有眼球震颤者不适合戴隐形眼镜。

② 对任何不适非常敏感者，尤其对眼痛极敏感者；全身抵抗力下降者不适合戴隐形眼镜。

③ 风沙、灰尘、挥发性酸碱物等环境下不适合戴。

④ 不讲卫生、不能依从医嘱者不适合戴。

⑤ 做完视力纠正手术者1年内不能戴隐形眼镜。

⑥ 中小学生不适宜戴隐形眼镜。他们正处于生长发育的旺盛时期，眼球视轴尚未定型，如果过早或较长时间地配戴隐形眼镜，很容易产生角膜缺氧和生理代谢障碍等副作用。如果镜片的曲径与角膜不相适应，还会造成配戴不适。

⑦ 40岁以后，也应该逐渐告别隐形眼镜。因为此时人的眼部组织会发生比较明显的退行性变化，眼局部的抵抗力下降，特别是眼球耐受缺氧的能力下降。所以，40～60岁的人可短时间配戴，60岁以上则最好不戴。

⑧ 女性在经期、孕期最好让隐形眼镜"休息"。因为经期前及经期过程中，眼压会比平时增高，眼球四周也较易充血，尤其是有痛经症的妇女更甚，这时如果戴隐形眼镜，会对眼球产生不良影响。而在孕期，荷尔蒙分泌发生了变化，从而使体内含水量也发生变化，导致眼皮肿胀、角膜变厚，会与正常时选配的隐形眼镜片不相吻合，从而引起眼睛不适。患有妊娠水肿症的孕妇尤其不能戴隐形眼镜。

⑨ 感冒时也不要戴隐形眼镜。因为许多感冒、止咳或止痛药物中都含有抑制眼泪的成分，泪腺分泌量减少会使隐形眼镜过于干燥，透明度降低，从而影响视力。另外，感冒患者手上往往带有大量的病菌，它们很容易在取、戴隐形眼镜的过程中，被带入眼中。此外，感冒患者还常伴有轻微的视网膜炎症，戴隐形眼镜会使炎症更为加重。

⑩ 骑车长途旅游时，也不要配戴隐形眼镜。因为长距离骑车时，空气加速对流，会使软性隐形眼镜的水分减少，镜片逐渐干燥变硬。如果一定要戴，最好能和风镜或太阳镜一起使用，会减少这种情况的出现。

3. 清洗隐形眼镜要面面俱到

① 护理液的选择很重要，因为隐形眼镜需要好几个小时贴近眼球，如果隐形眼镜中的水分不够，很容易造成眼睛干涩不适，甚至出现沙粒感。所以每次使用隐形眼镜前后，都要认真仔细的用护理液浸泡并清洗干净，因此一定要选择能有效锁水的护理液。

② 护理液在开瓶使用后，每次用完及时将盖子盖紧，不要用手指触摸瓶口。而且护理液应该在规定的时间内用完，如果未用完，则应该丢弃，更换新鲜护理

液。不能使用除护理液以外的液体浸泡眼镜。

③ 清洁镜片时，先以隐形眼镜药水滴在镜片上，以食指上下轻搓镜片的两面各 10 秒，切勿以指甲触及镜片；再根据药水包装上的说明及指示的方法，以隐形眼镜药水冲洗镜片冲洗后，将隐形眼镜放在已清洁的眼镜盒内，镜片必须完全浸透于药水中，至少 4 小时。

④ 镜盒也需每天冲洗，而且每周都要消毒 1 次。使用期限最长超过 3 个月就要更换新的镜盒。

⑤ 镜片长期不使用，须经严格的清洗、冲洗、消毒之后浸泡在护理液中常温保存，隔 4 ~ 5 天应更换 1 次护理液，而且要选择带有牛磺酸成分的护理液。使用带有牛磺酸成分的护理液清洁隐形眼镜，能使眼镜的 pH 值与眼睛适应。再次配戴时则要认真进行清洁、冲洗和消毒。

4. 隐形眼镜的保养要上心

隐形眼镜固然能为配戴者带来很多便利，但如果保养消毒不当，也是有可能引起眼部疾病的。因此，隐形眼镜专家提示，一定要注意隐形眼镜日常的保养、消毒，这样才算达到适当保养。隐形眼镜的消毒，有两个层次上的讲法：一种是真正地将细菌、微生物杀灭，另外一种是将细菌或微生物的活动抑制，不让其繁殖。有些隐形眼镜药水并非百分之百的杀菌，只是抑制细菌或微生物的活动而已。而且隐形眼镜类型不同，消毒的方法也各异。

（1）隐形眼镜的消毒

①软性隐形眼镜的消毒。

软性隐形眼镜的消毒方法，一般都是化学消毒，即清洁、消毒、保养一瓶全搞定。为了避免过敏，目前市面上的隐形眼镜全效保养液产品大都以不会引起过敏且不含有机汞的药水为主。

除此之外，也曾经有人在清洗镜片后，将镜片放在可加热的消毒器以适当的高温达到消毒的目的。这种加热消毒法也会因某些镜片材质的不匹配而产生镜片变形、变黄的情况，且携带较不方便，所以使用这种方法的人不多。

②硬性隐形眼镜的消毒。

硬性隐形眼镜的消毒方法，至目前为止仍以最传统的化学消毒法为主。也就是利用清洁液搓洗镜片后，再用自来水或生理食盐水将镜片冲净，然后再将镜片浸泡在保存液内。许多早期硬性隐形眼镜使用者，都没将镜片浸泡，而是干式保存，然而无论是旧式无透氧或新式透氧的镜片都应该将镜片保存于保存液中，以确保镜片确实被润湿保存，以便戴上镜片时能够感觉舒适，且能达到镜片消毒的目的。

（2）避免隐形眼镜受损

除了日常的保养和消毒，隐形眼镜在配戴过程中还可能会因为各种原因发生损伤，针对不同的损伤，也要有不同的护理方法。

①镜片有沉淀物时应注意清洗。

在配戴隐形眼镜的时候，镜片是直接与外界和眼球接触的，空气中的灰尘等异物以及眼内分泌物都会容易黏附在镜片上，如果平时不按要求对隐形眼镜进行清洗，这些物质会沉淀在镜片上，成为去不掉的污点，对眼产生刺激，使视力受影响。值得注意的是，如果使用隐形眼镜一段时间后，发觉镜片变厚了，一般就是蛋白质附着造成的。因为平时不进行去蛋白质的护理，让蛋白质附着，使镜片失去透氧性能而且变硬。

②镜片上有白色霉点时要用生理盐水。

专家提醒对保存隐形眼镜的盒子一定要严格清洗，特别是在梅雨季节。因为这时候空气比较潮湿，细菌比较容易滋生。如果没有清洗干净，霉菌深藏在镜片里面，就会变成边缘放射状的白色霉点，一旦出现霉点，镜片就必须更换。因此，可用新鲜无菌的生理盐水保养镜片，按时、彻底清洗、消毒镜片。

③镜片发生变色。

有部分的护理液含有一些特殊的化学成分，有可能会使镜片变色，这时候就不可再使用镜片了。另外，有些人不经常配戴隐形眼镜，不戴时就将镜片在消毒药水中浸泡，如果浸泡时间过长，没有按时更换消毒药水的话，时间一久镜片就会变黄。

④镜片受损破裂便不可再用。

平常我们常配戴的都是软性隐形眼镜，因材料的硬度差，所以比较容易裂开和被刮伤。经过分析，指甲划破镜片、过分弯折镜片、镜片粘连、脱水变脆和蛋白质积存过多是镜片破裂的主要原因。因此，建议配戴者指甲要剪短，清洗镜片时要小心轻揉，镜片折叠、粘连时勿用手揭而用护理液泡开，镜片变干时浸泡在护理液中让它恢复原状。

● 配戴隐形眼镜的并发症及处理办法

1. 视物模糊

① 如果是看远不清，可能是光度不足；如果是看近不清，可能是光度太深。

② 如果出现重影，可能是散光未完全矫正。

③ 眨眼后看不清，则镜片表面有胶陈块，应清洗或更换镜片，也有可能是镜片中心定位不好，可更换基弧或直径合适的镜片。

④ 因配戴时间延长而看不清，可更换高透氧镜片，也可能是镜片陈旧要更换新镜片。

⑤ 如果是视力不清，同时眼睛多分泌物、痒、红，多为巨乳头状结膜炎。这时应停止继续戴隐形眼镜，尽快检查并治疗。治愈后应更换为抛弃式镜片。

2. 戴镜后短时间内近视度数升高

遇到这种情况应散瞳验光，重新复查光度。

3. 配戴后眼睛发红

（1）急性充血

原因可能是急性眼部感染，或镜片过夜配戴引起的急性缺氧、对护理液的过敏反应、镜片污染、外来异物引起的角膜上皮擦伤等，此病常为单眼。如是中至重度充血并伴有疼痛、怕光、流泪、视物不清，需要考虑急性角膜炎或角膜损伤的可能性。此时应立即取下镜片就医。

（2）慢性充血

主要表现在角膜缘或内外眦部的结膜经常有的轻度充血，原因可能是干眼、眨眼习惯不好、镜片陈旧引起的慢性缺氧。

4. 配戴后眼干

（1）原因

① 在正常泪液的表面有一层非常薄的脂质层覆盖着，其作用是为了防止泪液过快蒸发。配戴隐形眼镜之后，因为镜片材料的关系会和泪液争夺水分，这一层脂质层就不会像原来那样稳定附着泪液表面，泪液蒸发自然加快。

② 镜片沉淀物过多、镜片表面亲水性下降、透氧性下降、配戴不适会感到干燥。

③ 镜片配戴过紧、泪液循环不好、角膜水肿、缺氧、感觉干燥不适。

④ 超时配戴尤其是过夜配戴，次日清晨一般都会感到干燥。

⑤ 经常用一些影响泪液分泌的药物，如：抗过敏药、安眠药、镇静药、避孕药、抗消化道溃疡药、降压药等。

（2）解决办法

首先应分清泪液分泌是否正常，如经眼科医生检查有泪液分泌不足者且有角膜干燥者，应终止配戴隐形眼镜；如果泪液分泌正常、角结膜也正常者，可采用以下方法：

① 更换合适的镜片配戴，一般眼干的顾客适合低含水量的镜片。

② 每日减少配戴时间，每周减少配戴日数

③ 在空调、高温、多烟、风吹的地方应尽量多眨眼或滴用隐形眼镜专用滴眼液。

④ 按照规范的护理程序护理镜片。

⑤ 在配戴隐形眼镜时可以滴用隐形眼镜专用的滴眼觉干涩时使用，并要注意不要过分频繁滴用。

⑥ 必要时可口服维生素 A 和维生素 B_2 等。

◎ 隐形眼镜的"七宗罪"

虽然隐形眼镜比框架眼镜对视力的矫正更有效果，也更加美观，但长期配戴隐形眼镜还是会对眼睛造成一定的危害。

1. 眼睛抵抗力下降

隐形眼镜会使角膜无法接触空气，眼睛因缺氧而产生类似于人体"高原反应"的情况，无法正常代谢、抵抗力下降。

对此，专家建议：切忌戴着隐形眼镜睡觉。眼睛的角膜是非常特殊的器官，上面没有血管，它的呼吸都是借助空气和周边的组织实现的。如果戴着眼镜睡觉就会影响它呼吸，严重的话有可能导致角膜感染。

2. 导致视疲劳、干眼症

长久配戴隐形眼镜容易产生视疲劳，甚至引发干眼症。导致眼酸痒、异物感、多眼屎、干涩感、眼睛烧灼且视物模糊。

对此，专家建议：选隐形眼镜要注意指标含水量。如果含水量过高，镜片会吸取眼睛的水分，引起不适的同时容易眼干；而如果含水量过低会造成镜片透氧差，眼睛也容易感到干涩。所以，比较理想的含水量在 50% ~ 60% 之间。

3. 引发眼球过敏

隐形眼镜吸附泪液中的蛋白质、脂质、胶原等，使之沉积在镜片表面，容易滋生病菌，角膜水肿、角膜新生血管反应和过敏反应等因此而起。

对此，专家建议：在使用隐形眼镜的过程中，人眼泪液中的成分、分泌物、外部环境中的杂质或者异物都无可避免地附着在镜片上形成沉淀物。即使按照严格地流程来护理、清洗，也仍然会有肉眼看不见的沉淀物残留在镜片上无法去除。建议尽量使用月抛或者比月抛周期更短的更换型的隐形眼镜。

4. 造成眼神经麻痹

隐形眼镜长期贴附在眼球上，会使神经末梢麻痹，导致角膜知觉减退。很多患者出现溃疡性角膜炎还浑然不觉。

对此，专家建议：到正规医院或者配镜机构做详细的检查，选择适合自己配戴的隐形眼镜，并注意眼部卫生，避免引起其他眼部症状。如果戴隐形眼镜的过程中，出现眼睛发红、干涩、疼痛、怕光、视力下降等，要及时到医院检查。

5. 磨损角膜，无法接受矫治

隐形眼镜磨损角膜，可能造成角膜上皮脱落或穿孔的严重后果。部分隐形眼镜凹度与角膜凸度不符，不规则磨损角膜，引起角膜溃疡，造成不可逆转的视力下降，即使治疗后也会在角膜上留下白斑。

6. 角膜衰老加快

如果从20岁开始戴软性隐形眼镜，10年后，角膜内皮细胞密度相当于60岁的老年人，将无法承受任何眼科手术，即使年老时发生白内障，也无法进行手术治疗。

7. 近视度数加深

隐形眼镜很难获得与近视十分相符的屈光度数，导致度数逐年加深，600度以上高度近视大多眼球鼓突，眼神黯淡无光，影响形象。

● 要美观，不要危害

1. 如何减少隐形眼镜的危害

（1）严格清洗，保持卫生

隐形眼镜直接与眼角膜接触，所以在卫生水平上要求很高。虽然很多人从理论上都知道这一点，但在日常生活中，或者因为匆忙，或者因为怕麻烦，很容易忽视对镜片的清洁工作，从而导致眼睛被细菌感染。因此，戴隐形眼镜一定更要注意眼镜的卫生。

（2）化妆品使用要谨慎

化妆品也时常给隐形眼镜配戴者带来困扰。误用化妆品还可能导致隐形眼镜的沉淀物堆积，出现眼部刺激症、过敏反应和感染等。因此戴隐形眼镜要遵从应先戴镜后化妆，先取镜后卸妆的原则。

（3）注意休息，防止用眼过度

戴隐形眼镜使用计算机的人，要多眨眼，帮助眼睛的湿润，并要定时休息，最好保持工作1小时休息5分钟左右，并多看远处。

（4）SPA、泡温泉少戴隐形眼镜

隐形眼镜含有水分，在高温下镜片容易脱水导致镜片黏在眼内不易摘取，也会产生一些不良影响的。所以做 SPA 和泡温泉的时候不要戴隐形眼镜。

（5）经期、孕期不要戴隐形眼镜

经期女性、孕妇最好不要戴隐形眼镜。假如必须戴隐形眼镜，除了天天清洗、睡眠时取下外，还要尽量减少戴镜时间。

2. 使用有期限，不可一味戴

光学研究显示，软性隐形眼镜寿命只有 2600 个小时，若以每日戴 10 小时计，只能戴八个半月。实际上，配戴期超过 6 个月，就会有五成镜片出现问题。因此，一副隐形眼镜的使用期限，并不是无限长的，它取决于每天的使用时间。不过，即使完全按照护理标准使用，蛋白沉积物亦不能完全清除。所以，如果条件允许，最好还是使用频繁更换型或抛弃型隐形眼镜。

另外，长时间戴隐形眼镜，会使角膜长期处于一种缺氧状态，不利于眼部健康。眼部专家建议，戴隐形眼镜的人，除了要选择透氧性好的隐形眼镜外，每天下班回家应立即摘下隐形眼镜，换上框架眼镜，每周最好也腾出 1 ~ 2 天使用框架眼镜，好让角膜得到休息，延缓受损的程度。

目前，市面上的隐形眼镜的品牌和品类实在太多，在选择隐形眼镜的时候，应该考虑自己的眼睛健康状况、实际使用需求和产品的特点，这样选择的产品才是最适合自己的。不能只是盲目的听从别人的建议或只考虑到美观，一定要去正规的场所验配，选择有保障的隐形眼镜品牌。

常见眼保健操，看你喜欢哪一版

◉ 令人怀念的眼保健操

眼保健操是一种群众性的运动项目，它可以提高人们的眼保健意识，调整眼及头部的血液循环，调节肌肉，改善眼的疲劳。眼保健操是根据中医学推拿、经络理论，结合体育医疗综合而成的按摩法。它通过对眼部周围穴位的按摩，使眼内气血通畅，改善神经营养，以达到消除睫状肌紧张或痉挛的目的。

1. 眼保健操的问世

"保护视力，预防近视，眼保健操现在开始，闭眼⋯⋯"这套伴随着舒缓音乐的眼保健操，以及喊着节拍的清脆童音，对现在很多已逾中年的中国人来说依旧亲切、熟悉。

中国国家教育委员会早在 1972 年就曾规定：小学生每天 2 次课间眼保健操。多年以来，这已成为每所学校雷打不动的眼睛保健项目。每位中国少年儿童从踏进校门的那一刻起，就加入了做眼保健操的行列。眼保健操作为中国的校园文化传统，早已融入了几代人的生活，承载着几代人的回忆。

实践表明，正确操作的眼保健操同用眼卫生相结合，可以控制近视眼的新发病例，起到保护视力、防治近视的作用。

2. 适应时代发展的新版眼保健操

2008 年 5 ~ 7 月，北京市疾控中心对 300 名中小学生进行了新版眼保健操的试用追踪和效果评估。通过对新、老眼保健操操作前后学生的视力、脑力工作能力指数、眼血流速度等指标变化的比较，评估认为：新版眼保健操对改善学生视力、缓解眼部疲劳效果明显，各项指标优于老版眼保健操。

新版眼保健操是据中医经络理论，对原来的两个章节进行修改后，又对其中一个章节进行替换，总时长仍为5分钟。老版有一节为"干洗脸"，考虑学生手上的细菌有可能进入眼睛和嘴部，因此新版将其改为"按头部督脉穴"。督脉穴是从面部人中穴到脊椎，考虑操作方便，第五节只按揉从前额到脑后发髻处的一段。此外，新版眼保健操在保证效果的同时，也考虑到了学生的兴趣，如第一节中增加了"脚趾抓地"动作，不仅可以刺激足底反射区的"头部"和"眼部"，而且新颖的方式也使学生们感到"很有意思"。

◉ 不同版本的眼保健操，你更喜欢哪套

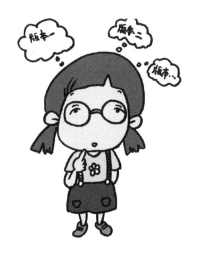

1. 眼保健操总要领歌

指甲短，手洁净。遵要求，神入静。穴位准，手法正。力适度，酸胀疼。合拍节，不乱行。前四节，闭眼睛。后两节，双目睁。眼红肿，操暂停。脸生疖，禁忌证。做眼操，贵在恒。走形式，难见功。

2. 旧版眼保健操做法

眼保健操必须坚持每天练习，且要做到动作准确。一般每天可做二次，上下午各一次。旧版眼保健操经过简化有以下四节：

第一节：揉天应穴（攒竹下三分）

以左右大拇指螺纹面按左右眉头下面的上眶角处。其他四指散开弯曲如弓

状，支在前额上，按揉面不要大。

第二节：挤按睛明穴

以左手或右手大拇指按鼻根部，先向下按、然后向上挤。

第三节：按揉四白穴

先以左右食指与中指并拢，放在靠近鼻翼两侧，大拇指支撑在下腭骨凹陷处，然后放下中指，在面颊中央按揉。注意穴位不需移动，按揉面不要太大。

第四节：按太阳穴、轮刮眼眶（太阳、攒竹、鱼腰、丝竹空、瞳子髎、承泣等）

拳起四指，以左右大拇指螺纹面按住太阳穴，以左右食指第二节内侧面轮刮眼眶上下一圈，上侧从眉头开始，到眉梢为止，下面从内眼角起至外眼角止，先上后下，轮刮上下一圈。

3. 新版眼保健操做法

版本一

闭眼

第一节：按揉耳垂眼穴，脚趾抓地

用双手大拇指和食指的螺纹面捏住耳垂正中的眼穴，其余三指自然并拢弯曲。伴随音乐口令，用大拇指和食指有节奏地揉捏穴位，同时用双脚全部脚趾做抓地运动，每拍一次，做四个八拍。

第二节：按揉太阳穴，刮上眼眶

用双手大拇指的螺纹面分别按在两侧太阳穴上，其余手指自然放松、弯曲。伴随音乐口令，先用大拇指按揉太阳穴，每拍一圈，揉四圈。然后，大拇指不动，用双手食指的第二个关节内侧，稍加用力从眉头刮至眉梢，两个节拍刮一次，连刮两次。如此交替，做四个八拍。

第三节：按揉四白穴

用双手食指螺纹面分别按在两侧穴位上，大拇指抵在下颌凹陷处，其余手指自然放松、握起，呈空心拳状。随音乐口令有节奏的按揉穴位，每拍一圈，做四个八拍。

第四节：按揉风池穴

用双手食指和中指的螺纹面分别按在两侧穴位上，其余三指自然放松。随音乐口令有节奏地按揉穴位。每拍一圈，做四个八拍。

第五节：按头部督脉穴

双手曲状按压在头部督脉穴上四次，从前往后，手指放松。随音乐每拍按揉一次，做四个八拍。

版本二

第一节：按揉攒竹穴

用双手大拇指螺纹面分别按在眉毛内侧边缘凹陷处两侧穴位上，其余手指自然放松，指尖抵在前额上。随音乐口令有节奏地按揉穴位，每拍一圈，做四个八拍。

第二节：按压睛明穴

用双手食指螺纹面分别按在两侧穴位上（眼角内侧半个手指处），其余手指自然放松、握起，呈空心拳状。随音乐口令有节奏地上下按压穴位，每拍一次，做四个八拍。

第三节：按揉四白穴

先把左、右食指和中指并拢对齐，分别按压在鼻翼上缘的两侧，然后食指不动，中指和其他手指缩回呈握拳状，大拇指抵在下颌凹陷处，其余手指自然放松、握起，呈空心拳状。随音乐口令有节奏地按揉穴位，每拍一圈，做四个八拍。

第四节：按揉太阳穴刮上眼眶

用双手大拇指的螺纹面分别按在两侧太阳穴上，其余手指自然放松，弯曲。伴随音乐口令，先用大拇指按揉太阳穴，每拍一圈，揉四圈。然后，大拇指不动，用双手食指的第二个关节内侧，稍加用力从眉头刮至眉梢，两个节拍刮一次，连刮两次。如此交替，做四个八拍。

第五节：按揉风池穴

用双手食指和中指的螺纹面分别按在两侧穴位上（后颈部，后头骨下，两条大筋外缘陷窝中，相当于耳垂齐平），其余三指自然放松。随音乐口令有节奏地按揉穴位，每拍一圈，做四个八拍。

第六节：揉捏耳垂，脚趾抓地

用双手大拇指和食指的螺纹面捏住耳垂正中的眼穴，其余三指自然并拢弯曲。伴随音乐口令，用大拇指和食指有节奏地揉捏穴位，同时用双脚全部脚趾做抓地运动，每拍一次，做四个八拍。

4.易筋经版眼保健操

易筋经眼保健操和我们在学校里的眼保健操锻炼方法不一样，不需要用手按摩眼睛及其周边的穴位，只要闭着眼睛一紧一松地锻炼眼睛及其周边的组织就可以了。这样可以使眼睛及其周边组织的肌肉、血管、神经和经络及其他组织都得到一紧一松的牵拉，这对改善眼睛的血液循环、消除用眼疲劳、增进视力和预防近视很有帮助。

第一节：闭目睁闭眼

两眼闭合，呼吸自然。然后在闭目的状态下尽力睁大眼眶→还原→尽力闭紧眼睛→还原。共做四个八拍（下同）。

第二节：闭目左右瞧

在闭目的状态下眼睛尽力向左后方瞧→还原→用力向右后方瞧→还原。

第三节：闭目上下瞧

在闭目的状态下眼睛尽力向上方瞧→还原→尽力向下方瞧→还原。

第四节：闭目斜向瞧1

在闭目的状态下眼睛尽力向左上方瞧→还原→尽力向右下方瞧。

第五节：闭目斜向瞧2

在闭目的状态下眼睛尽力向右上方瞧→还原→尽力向左下方瞧→还原。

第六节：闭目转眼睛1

在闭目状态下逆时针方向转动眼球，转动顺序为上→左→下→右。转动一圈为1个节拍。

第七节：闭目转眼睛2

在闭目状态下顺时针方向转动眼球，转动顺序为上→右→下→左。转动一圈为 1 个节拍。

第八节：闭目养神

双目闭合，呼吸自然，全身放松，双掌相叠捂着脐腹部，然后稍用意去体验轻轻呼吸的时候眼睛放松舒适的感觉，呼吸一次为 2 个节拍。

第九节：极目远眺

尽力睁大眼睛远眺景物，远眺时应背向阳光。

5. 新型眼保健操

第一节：双眼向左上向左下看。

第二节：双眼向右上向右下看。

第三节：双眼向左向右看。

第四节：双眼顺时针转着看。

第五节：双眼逆时针转着看。

第六节：用力闭眼再用力睁眼向上。

6. 中医版眼保健操

▲ 中医眼部按摩一：捂眼

先闭紧双眼数到 8，再眼部放松休息着数到 8，多次重复进行。然后睁大眼睛，保持 8 秒钟，重复三次。闭上眼睛，手掌半握扣在眼睛上，要当心不要碰到眼球，通过想象黑暗来放松眼睛。

▲ 中医眼部按摩二：让眼睛转转圈

身体坐直，眼睛平视前方，保持头部不动。右臂向右侧完全伸直，抬至肩膀高度，保持手臂绷直并完全伸展，朝头中部呈弧形移动，同时摆动食指，两眼跟着食指的运动，让眼球先滚动到最右边，再向上到眼窝最上方，然后到最左边，再到眼窝的底部。

眼球在每一位置停留 1 秒钟，开始时做 6 次，逐渐增加到 10 ~ 12 次。然后用左手重复动作，让眼球沿相反的方向滚动。转动的次数多的时候，眼睛容易有些酸，但是睁开眼之后你会觉得很清晰的感觉。

▓ 中医眼部按摩三：眼睛直视

身体坐直，保持头部不动，右臂向前尽力伸展，手心向上，食指伸出并向上直立，然后运动小臂用手指指向鼻子，两眼跟着手臂和手指的运动，在食指接触到鼻子的过程中，眼睛要一直盯住食指。

然后手臂和手指回到开始位置，眼睛跟着恢复原位。开始时每天做 6 次，逐渐增加到每天 10 ～ 12 次。

◉ 只做眼保健操就够了吗

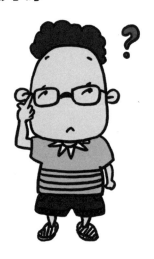

眼保健操是针对造成近视眼的原理，运用医学中的推拿、穴位按摩等方法，综合而成的预防近视眼的措施。在整个人体中，经络系统与血液循环系统相似，也是分布于全身的。如果某个部位发生障碍，就会产生疾病。眼保健操的穴位按摩，就是起到排除障碍的作用，使经络疏通。这种微弱的穴位按摩刺激，可以通过神经的反射，加强整体组织的新陈代谢，改善和增进血液循环，消除和调节眼部紧张，恢复人体的生理功能，从而起到预防近视眼的作用。

但事实上，导致近视的原因有很多，只是单一的眼保健操按摩，从程度上来说，多少是有些不够的，在平常生活中，我们还需要注意以下几个方面：

①平时注意营养，多吃新鲜蔬菜，不要偏食。

②阅读姿势要正确。

看书或看报时，眼睛与书面保持 30 厘米、45° 角的距离，并避免长时间近距离使用眼睛。学习时，身体一定要坐正，头不歪，桌椅高矮要合适，不要趴在桌上，也不要躺在床上看书。

③养成良好的阅读习惯。吃饭、走路、乘车时，不要看书报。避免在光线不足或光线强烈的地方看书报，看书时光源应均匀地由背后或左斜方投射过来。

④注意眼部卫生。避免使用不洁毛巾或公共洗脸用具，以防感染。

⑤做好眼部保护。做到充足睡眠及户外活动,时常远望绿色植物。每天做 3 ~ 4 次眼保健操。阅读或书写半小时到 1 小时，应休息几分钟，看远景，闭眼休息或做体操运动。不要长时间看电视、玩电脑、打游戏机，眼睛与荧光屏应保持距离。

⑥定期做视力检查，发现问题及时治疗。

眼部整形美容需慎重选择

人为悦己者容，古来有之。随着科学、医疗技术的发展，大家对自身外在的修正以及美感的提高，已经不仅仅限于依靠美妆、饰物以及服饰，越来越多的人逐渐接受运用整形的方法，从"根本上"解决美与否的问题。

在面部整形美容当中，拥有一双水汪汪、闪亮亮的大眼睛是大多数人的梦想。那么眼部的整形美容都包括哪些项目，又应该注意什么问题呢？

◉ 什么是眼部整形美容手术

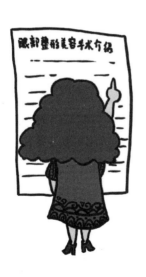

眼部整形美容手术包括上下眼睑、眼眉等部位的美容整形。眼部整形在整个颜面部整形手术学科中占有重要地位，对人的容貌起到点睛作用，临床上见于各年龄段的求医者。

通常，眼部整形美容手术包括儿童的先天性上睑下垂、斜视、小睑裂、眼睑缺损及专门各种先天畸形需视病情择期手术；成年人的双重睑成形术、斜视矫正术、上睑下垂矫正术、眼窝再造术、义眼安装术以及身边各种外伤畸形及肿瘤摘除术后的眼整形术。

通常眼部整形手术的适应证有：

① 先天性缺损和畸形，如眉或眼睑缺损畸形、上睑下垂、小睑裂综合征、内外角畸形、小结膜囊、眶骨发育畸形等。

② 眼外伤造成的眼睑或眉毛缺损、疤痕畸形、眼角移位、睑裂畸形、眼睑闭锁、

睑球粘连、眼肌损伤、角膜浑浊、眶骨骨折、眼球后陷以及因创伤失去眼球和结膜囊缩窄等。

③眼部色素痣、血管瘤、睑黄色瘤、分裂痣、神经纤维瘤及睑部恶性肿瘤切除后创面修复或眶内容剜出术后眼窝再造等。

④眼感染形成的睑内外翻、眶骨膜炎、骨髓炎愈合术后粘连畸形。

⑤医源性畸形或后遗症，如切口疤痕明显、各种手术后矫正不足或形态异常等。

⑥眼部整形美容性手术，如重睑成型、内眦赘皮矫正、眼袋整复、眼皮肤松弛整复、美容性斜视矫正、眉下垂矫正、鱼尾纹去除、角膜染色、义眼配制、现代美容文刺等。

⑦其他眼部整形，如上下睑退缩、麻痹性睑裂闭合不全等。

常见的眼部整形美容

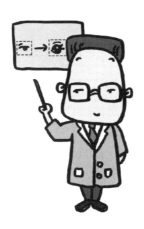

1. 祛眼袋

眼袋是衰老、压力大的表现，主要可以有下睑臃肿、皮肤松弛、皱纹增多、形成水袋结构等的表现，非常顽固，也很恼人。

祛眼袋手术指的是通过手术的方法祛除眼袋，紧致松弛的皮肤，从而获得更加动人美丽、炯炯有神的双眼。

祛除眼袋的方法有很多，此处选择比较常用的简单介绍。

（1）吸脂祛眼袋

吸脂祛眼袋手术需要的时间很短，不太会影响正常的生活与工作。

① 吸脂祛眼袋不松皮肤。当眶隔脂肪液化吸收后，眶内相对形成一个空腔，吸脂祛眼袋利用深层组织定位器可将眶隔内、中、外的隔膜重新组织、定位、粘连。同时通过皮肤固定仪，使表皮组织平整光滑，而达到眼袋消除皮肤也不会松弛之目的。

② 吸脂祛眼袋更安全。因专利祛眼袋吸脂器选择性强，只对眶内脂肪起吸解液化作用，而对眼眶周围的血管、神经、淋巴管均无损伤，所以安全性高。

③ 全程数码监控，更精确。吸脂祛眼袋通过专利仪器的电脑显示屏可以清晰显示眼眶内的解剖结构，因而吸脂祛眼袋在吸解眶隔脂肪的时候能定性、定量使两侧平整、对称。

④ 轻松快捷。吸脂祛眼袋全程 20 分钟一次性祛除眼袋、肿眼泡，同时能改善眼眶周围的微循环淡化黑眼圈，随做随走，不受季节影响，不影响工作。

（2）激光祛眼袋

激光祛眼袋利用的是一种远红外长脉冲激光，适应治疗多种因素引起的眼袋，经过定期的治疗和专业护理，能有效打散下眼睑、眼眶处的深层色素沉着，改善皮肤代谢，促进血液循环、淋巴循环，达到祛眼袋目的。

① 激光祛眼袋不像传统的祛眼袋手术需要开刀，所以更安全，并且它的效果也非常的明显。可以说激光祛眼袋是一个很快速的消除眼袋的方法，而且这种方法对身体创伤更小、更安全、适用范围也广。

② 适用于特定的眼袋类型。激光祛眼袋虽然比起手术治疗方法来说创伤性更小，但是适用于特定的眼袋类型，需要先进行诊断后才能判断是否适合。

（3）镭射祛眼袋

镭射祛眼袋术是在眼尾下方处用镭射光纤进入眼部肌肉下方的脂肪层，用镭射消除多余脂肪，也叫作"镭射溶脂祛眼袋"。这种方法秉承了韩式祛眼袋的精华，也就是"微创"，大大减少了恢复的时间，同时也降低了恢复的难度，而且还可以起到治疗黑眼圈的效果。假如皮肤没有明显松弛，只需要祛除脂肪的话，不需要开刀，恢复时间也非常短，1～2天就可正常工作了。

①镭射祛眼袋是将眶脂肪进行爆破然后液化，再通过仪器产生的热能将爆破掉的眶隔脂肪进行溶解，同时采用镭射负压将脂肪推到眼轮匝肌之后将断裂的弹力纤维再次修复，同时可以起到除皱的效果。

②镭射仪器的选择性很强，只对眶隔脂肪起液化作用，而对周围的组织血管、神经、淋巴管无损伤，所以镭射的准确度极高。

③镭射祛眼袋比较适合遗传性的眼袋、劳累原因导致的眼袋、睡眠不足导致的眼袋、随着年龄增长导致的眼袋、眼睑周围皮肤松弛导致的眼袋、经常哭导致的眼袋、眼部经常发生炎症导致的眼袋、使用化妆品不当导致的眼袋等。

（4）针灸祛眼袋

中医把眼袋分为先天性和获得性（后天性）两种。先天性属遗传，获得性是由于眼睑皮肤长期受到不良刺激，如不正确按摩、爱流眼泪、常画眼线等，松弛并萎缩产生眼袋。

针灸祛眼袋是传统的中医理论祛除眼袋的方法，除了传统的手术药物治疗外，还与现代电子科技相结合，相对应的穴位如太阳、鱼腰、阿是穴等，以电流针灸，引起眼睑肌肉明显收缩跳动，加速局部脂肪分解，收紧松弛的眼睑。

针灸法祛眼袋也不失为一种安全、稳定的预防和治疗措施。尤其适合于单纯眼轮匝肌型的假性眼袋。

（5）冷敷消肿祛眼袋

如果因为睡眠不足而引起了眼袋，可以通过冷敷的方法加以缓解。用保鲜纸包好两三块冰，把毛巾对折盖在眼皮上，然后把冰块放在上面冷敷消肿，这种方法一般适用于假性水肿引起的眼袋。

（6）黄瓜眼膜祛眼袋

黄瓜的美容功效毋庸置疑，把切成月牙片的小黄瓜敷在眼袋的部位，用来帮助减轻眼袋水肿的症状。不过千万记住，敷完小黄瓜眼膜的皮肤干净细薄，容易晒伤，所以要躲避阳光，以免消除了眼袋却多了晒斑。

2. 割双眼皮

割双眼皮又叫切开重睑法，是一种永久性的重睑术，它是通过切口，去除松弛的皮肤、眼轮匝肌及肥厚的脂肪，在直视下直接将皮肤同眼轮匝肌或提上睑肌腱膜缝合到一起，形成重睑。割双眼皮需切开皮肤，创伤略大，但通过切口可做上睑结构的调整，效果可靠、持久，适合于各种情况下的单眼皮。

常见的双眼皮手术还有埋线法、精雕翘睫双眼皮、无痕翘睫法双眼皮、无痕重睑术、韩式双眼皮等。

双眼皮手术可以让很多人获得梦寐以求的大眼睛、双眼皮，但是也并非所有的人都适合割双眼皮手术。

（1）双眼皮手术的禁忌人群

① 怀孕或者是月经期以及哺乳期者，禁止进行双眼皮手术。一方面使用药物会对孩子不好，另一方面如果采用了抗凝血药物，还有可能造成手术出血。

② 严重瘢痕体质者，也是禁止进行双眼皮手术的，因为术后造成的瘢痕是很难修复的。如果坚持手术，一定要有心理准备。

③ 眼睛内外有感染疾病或是炎症者，需要先治愈，再进行双眼皮手术。

④ 麻醉剂过敏者。双眼皮手术是需要使用麻醉剂的，如果有对麻醉剂过敏的情况，术前一定要告知医生，以防出现意外。

⑤ 未成年人。不满 16 周岁的未成年人，且要求美观者，如果要进行双眼皮手术，必须有父母双方的签字，否则不能进行。

另外，对手术期望值过高、心理准备不充分者，在进行双眼皮手术之前，医生一定要慎重对待，先将术后的大致情况告知，以防术后出现不必要的纠纷。而且进行双眼皮手术时，禁止服用阿司匹林等抗凝血药物，防止术中造成出血不止。

割双眼皮确实可以有效改善眼部的一些症状，但是也并非百分之百的安全，不成功的话也是有风险的。

（2）双眼皮手术的风险

① 眼睑下垂症：如果双眼皮割得过大或过深，易造成上眼睑提肌断裂，不能有效地发挥功能，造成睁眼不全或睁不开眼睛，上眼睑下垂到约瞳孔水平，形

成"术后眼睑下垂症"。

② "惊慌眼"：这是从眼睛的外观角度来形容失败的双眼皮手术。人在受到惊吓或者吃惊时眉毛、眼睛都会随着提升，这时双眼皮会变大。如果手术后双眼皮过大，使眼睛看上去始终"瞪"着，那么就成了"惊慌眼"。

故专家称，为了避免以上情况的出现，双眼皮术后的护理是非常重要的。

（3）双眼皮术后护理注意事项

① 保持切口部的清洁，尽量避免刺激眼部；洗脸时不要用力擦拭眼部皮肤；一周之内不宜配戴隐形眼镜；7 ~ 10 天内停止眼部化妆。

② 术后24小时内冷敷，48小时候热敷，可以有效减轻伤口的水肿，促进恢复。

③ 术后多吃营养丰富的食物，各类营养元素要均衡补充，可适当增加动物肝脏、牛奶、蛋黄等的摄入；多吃蔬菜和水果，如冬瓜、香蕉、西瓜等，减少眼部炎症的发生；禁烟禁酒；千万不要吃含黑色素的食品（酱油、醋之类）。

3. 开眼角

开眼角通常包括开内眼角和开外眼角。它是通过手术方式，分别对内、外侧眼角进行矫正放大，以去除内眦赘皮、延长眼裂水平长度，来达到放大眼睛的效果。

先天性小眼症患者、眼睛过小希望通过手术进行矫正者都是开眼角的适用人群。但对于先天性弱视，内眼或外眼，眼周有急、慢性感染疾患尚未被控制和自愈的人需要向医生说明，视具体情况来看是否可以进行手术；眼睛内外有感染疾病的人需要先治愈后再行手术。

对局部麻药过敏，或抗麻药是开眼角手术的禁忌证，应告知开眼角手术医生；严重肝、肾、心、脑疾病，孕妇和严重血液疾病患者不能接受开眼角手术；女士处于月经期间最好不要接受开眼角手术；明显瘢痕体质者不要接受开眼角手术；有精神病疾患，心理障碍或要求过高或不符合实际要求者不要接受开眼角手术；对于眼球过突、过凹或眼睑退缩以及对手术有过高期望的人，开眼角之前需要慎重对待；手术部位有皮肤炎症病灶者不要接受开眼角手术。

在界定了适用人群和禁忌人群之后，再来看看开眼角手术前后的注意事项。

① 手术前 2 周内，请勿服用阿司匹林。因为阿司匹林会使得血小板凝固的功能降低，易造成手术出血。

② 患有高血压和糖尿病的患者，应该在初诊时详实向医生告知病情，以便应诊大夫精准确认手术方案。

③ 手术前确定身体健康，无传染性疾病或其他身体炎症。

④ 开眼角手术前不要化妆，男性需要提前戒烟 1 周，女性一定要避开月经期。

⑤ 术后 7 天之内保证手术部位清洁，防止感染；尽量避免手术部位沾水；如果伤口上有血痂或分泌物，可用无菌盐水擦拭。

⑥ 手术后可对局部伤口加压包扎或用冰袋冷敷，选择安静舒适的环境休养，严格遵守医生嘱咐服药及复诊。

⑦ 避免进食刺激性食物，如辣椒等。

4. 植眉毛

眉毛是人体毛发之一，位于眼睛上方，对眼睛有保护作用。它不仅起到对眼睛的修饰，而且在五官面相当中也占有重要的修饰成分。面相学中也有关于眉毛疏密、形状的相关介绍。

眉毛移植适合先天性眉毛稀疏或后天药物原因导致眉毛不生长的人；眉形不理想，如八字眉、眉间距太宽或眉毛平直的人；眉毛颜色太淡的人以及一些外伤导致眉部疤痕不长眉毛的人。

当然并不是有上述症状的人就可以做眉毛移植，对于一些眉毛正处于狂脱期的患者不适合做眉毛种植，因烫伤导致局部皮肤坏死、血运太差的患者也不适合做眉毛种植。

关于眉毛的美容，还有纹眉的方式，但是纹眉和植眉是有本质区别的。

纹眉是一种纹刺术，是以刺青的方法绣出眉毛的形状，然后把色素注入皮下组织 0.2 ~ 0.3 厘米，使色素付与皮肤，长期不褪色，达到美容的目的。

纹眉是由早期的手工纹眉演变而成的，是手工纹眉技术革新项目，比手工纹眉来得更为快速，着色也有更多的变化。但它毕竟是手工制作，很难产生立体细微的效果。

植眉则是一种移植术，一般包括平面纹眉、点状纹眉（种眉）、立体纹眉、立体仿真纹眉等。植眉在经过专业的毛囊检测后，确定需要从后枕部提取多少毛囊来补充眉毛，最后将提取出来的毛囊艺术性地种植到设计好的眉形处，等毛囊成活后，漂亮的眉毛就会长出来，植眉可保持手术不留疤痕和后遗症，而且长出的眉毛生长方向自然，浓密度适宜，自然且美观。

5. 眼部抽脂术

眼部抽脂手术是近年来流行的眼部整形术，采用这种方法治疗眼部浮肿，经下睑结膜囊内小切口抽除眼部多余脂肪，因而皮肤表面无任何切口痕迹，深受爱美者欢迎。

眼部抽脂和普通的吸脂手术差不多，在局部麻醉下进行，一般在眼皮上开一个极小的刀口，然后进行吸脂，手术时间较短，手术中不会有痛感，术后也不需要拆线，没有眼皮外翻的问题。只要加强护理，就不会有皱纹和疤痕的产生。因此比较适合皮肤弹性较好的年轻人。

虽然眼部抽脂术后眼周会有瘀血水肿，但只需在术后两天局部冷敷，第三天后改为热敷，便可减轻瘀血水肿程度，有助于水肿消退。

四

眼周皮肤巧保养，让双眼更迷人

眼睛是面部美容美颜最需要重视的部位，它会出现脸部最早的皱纹——鱼尾纹，也可以体现脸部皮肤最早的松弛老化——眼袋和黑眼圈。那么，这些"不幸"为什么会出现在如此"显眼"的五官之首呢？

从生理结构上来看，眼睛是非常脆弱的，眼周皮肤很薄，仅有脸颊皮肤厚度的 1/4；皮脂腺与汗腺的分布很少；同时还缺乏丰厚的肌肉层，只有一层薄薄的环状形肌肉。而如此脆弱的器官却是五官中最忙碌、最活跃的：它每天不但要完成约 10000 次的眨眼，还要频繁参与微笑、瞥眼、皱眉等动作。同时，眼周下部分布了许多重要的淋巴结，一旦淋巴循环不良，就会在该部位形成"废物"堆积，从而导致皮肤组织松散、质地粗糙。如果眼睛的主人再有一些不良的习惯，如常常眯着眼睛看东西、说话时表情过于丰富、眼部常残留化妆品或者化妆卸妆时经常过分拉扯眼部肌肤等等，都会导致浮肿、黑眼圈、小皱纹及眼袋的发生或者提早出现。

接下来，就让我们一同了解这些恼人问题的成因，以及能够对抗它们的方法。

◉ 浮肿

浮肿，这是我们即使在年轻时候，也会常遇到的问题之一。通常来说，导致浮肿的因素有以下几种。

（1）遗传因素

很多人眼周浮肿是因为遗传或是天生皮下脂肪较多。若是这样，则没有天然方法可以补救，要想彻底去除浮肿，只有做手术。不过若是情况不很

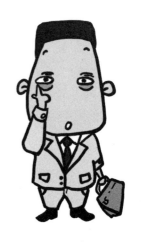

严重，还是不建议选择手术方法，可在化妆上多下些功夫，也能营造出较好的立体效果。

（2）疾病导致

患上肾病也会使眼睛浮肿。但一般来说，此类情况下，除了眼部会变得浮肿外，手指、脚趾及脚踝亦会变得比正常人浮肿。这需要到医院做彻底的检查与治疗。

（3）食物、药物、灰尘、花粉等引起的过敏反应

过敏也会引起严重的眼部浮肿，这样的浮肿多是暂时的，但假如此类病症没有得到很好的治疗，这种暂时性的浮肿也可能会变成永久性的。因为每当过敏反应造成眼部浮肿时，结缔组织纤维就会遭受到破坏。浮肿及过敏症状愈多，眼睑就会变得愈加松浮。因此若是怀疑有过敏的可能性，愈快采取行动控制住愈好，决不可掉以轻心。

（4）不规律的饮食、饮水习惯造成的

饮食口味较重者，会吃进很多的盐和味精，结果总是感到口渴，尤其在睡前会喝大量的清水。入睡后这些水如果不能及时排出体外，便会积存于体内，到了清晨则会出现双眼浮肿。

如果是此种原因引起的浮肿，可以采用以下方式改善：

① 冰敷：买一个充满液态胶的面罩（脸部冰敷袋），先冰冻，然后在清晨起床准备做其他事情之前，把它放在眼皮上 10 分钟左右。

② 饮水：为了使身体保持润泽，我们每天要喝六至八杯的水，最合理的安排应当是早上三杯，中午三杯，晚饭前两杯。最好在晚饭前喝完一天所需要的水分，切记不要待临睡前才急速地喝下两大杯水。

③ 清淡饮食：适当选择口味清淡的饭菜，调整一下自己的饮食口味，这会为健康带来很多益处。如果常在经期前出现眼皮浮肿，就更需要减少盐分的摄取量。

◉ 黑眼圈

根据成因不同，黑眼圈可分为血管性的黑眼圈、黑色素性的黑眼圈、过敏性的黑眼圈和疲劳性黑眼圈四种。

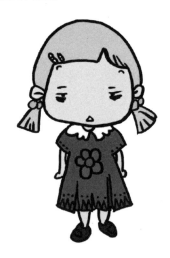

1. 血管性黑眼圈

血管性的黑眼圈是由于静脉循环不佳，产生血液滞留导致的。因静脉血液携带较多的二氧化碳，颜色较暗；而眼睛周围的皮肤较薄，所以当血管的暗色浮现于眼睛周围的皮肤上时，就会形成黑眼圈。这种黑眼圈往往与体质有关。

血管性静脉循环不良所引起的黑眼圈，在睡眠不足、过度疲劳时会更为明显。保持充分的睡眠、呼吸新鲜空气，多摄入氧气均可改善，而局部的眼圈按摩对促进静脉循环回流也会有帮助。

2. 过敏性黑眼圈

过敏性的黑眼圈常易出现在过敏性体质的人脸上。例如过敏性鼻炎和过敏性鼻窦炎的患者，鼻腔及鼻黏膜长期充胀水肿，压迫下眼皮内的静脉，导致血液回流受到阻碍，在下眼皮呈现紫暗色的眼圈。

过敏性黑眼圈必须要找到过敏源，有的放矢。再配合一些眼部护理产品，坚持护理，黑眼圈是会有一定改善的。

3. 黑色素性黑眼圈

黑色素性的黑眼圈，最常见的是先天性的家族遗传的黑眼圈。黑色素沉淀于表皮下层及真皮上层的位置，引起皮肤着色，使眼圈整个泛黑灰色。通常这种黑眼圈在稚龄时期就会出现。在病理分析时，确实发现黑色素颗粒在基底层及上真皮层都有明显的增加。

如果色素沉淀并非家族遗传性的，那么在找到根源之后，对症施治，再加以细心的护理，是可以缓解的。但如果黑眼圈是家族遗传的，那么可改善的程度就很小了，最终还是要依靠美妆来遮掩。

4. 疲劳性黑眼圈

疲劳性的黑眼圈是属于后天的暂时性黑眼圈，多是由于不良的生活习惯造成的。比如经常睡眠不足、吸烟或被动吸烟、白天涂抹很重的眼影、晚上卸妆不彻底等。此外，睡眠过多和睡觉时枕头过低也都会形成黑眼圈。有时当情绪不稳定、心情欠佳、感到沮丧时，也会导致黑眼圈的出现。

对于疲劳性的黑眼圈，需要从日常生活做起逐步清除。

① 安排好生活，保证充足的睡眠，绝不可熬夜。同时睡觉时仰睡而不是俯睡，并尽量使用柔软的枕头。

② 应尽量避免过度的搓揉眼部。

③ 喜欢化彩妆的人，眼部卸妆要彻底，最好用专业眼部卸妆液卸妆。

④ 起床时如果黑眼圈太过严重，可用热毛巾覆盖眼睛四周，来回重复多次，再用冰茶袋敷几分钟，最后涂上眼霜即可。此外，多汁的苹果片、未长芽的土豆片和煮熟的鸡蛋都是暂时消除黑眼圈的好帮手。

⑤ 进行一些耗氧运动，使血液保持充足的氧分。亦可在早上或晚饭后出外散步，呼吸新鲜空气。

⑥ 配合适当的按摩，可以促进眼部的血液循环。具体按摩方法：以中指指腹轻轻地从上眼头开始至上眼窝、上眼尾、下眼尾、下眼窝、下眼头，以按摩方式在眼上打圈。以中指指腹与无名指指腹，轻柔地轮流拍打下眼头、下眼尾的肌肤，尤其是在黑眼圈的严重处，要多重复数次。按摩太阳穴以舒缓及松弛眼部的肌肉，挤出适量的护肤品点按眼部，使用保湿类的眼部护肤品可由眼尾涂抹至眼头；而收紧类型的产品则由眼头涂抹至眼尾。

◉ 眼部皱纹

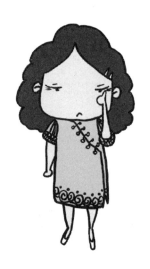

眼部皱纹的形成主要是由于表皮组织干燥变薄，真皮层的胶原蛋白和弹力纤维补充不足而变细，失去网状支撑力造成的。除此之外，由于皮脂腺功能下降，皮脂分泌减少，导致皮脂膜不易形成，这样角质层的水分就会容易流失，使肌肤变得干燥，眨动次数一天高达一万次的眼部，更容易因此产生小细纹。同时，过多的紫外线照射也会促生眼皱纹，阳光中的紫外线是眼部肌肤老化的催化剂，会直接导致眼部血管的扩张、骨胶原和弹性蛋白纤维受损弱化以及黑色素分布不均。

长期处于吸烟的环境之下，也会令肤质显著下降，加速皮肤老化过程，使皱纹提早出现。

习惯性表情会促成个人的"性格"皱纹。人有七情六欲、喜怒哀乐，这些情绪会表现在脸上，从而对面部肌肉形成牵引。长时间的重复性动作将使肌肉形成长久性收缩，造成皱纹。比如抬头纹、眉间纹等。同时睡眠的姿势也会影响皱纹的产生，部分侧卧的人早起会发现眉间纹严重，这是皮肤重力和枕头向上的推力交汇在眉心间而形成的。伏案午睡，也会将眼睛和面部压出皱纹。

那么，要如何才能有效抹平皱纹呢？

（1）**改掉眯眼、不停眨眼的坏习惯**

① 不要眯眼睛看东西，如有近视、散光应配戴眼镜，矫正视力。

② 不要经常刻意眨眼。

③ 不可忽视眼皮浮肿，要查病因，对症下药。

④ 减肥要渐进式，因为体重骤然下降，皮肤没有足够时间适应体内脂肪的减少，也会造成皱纹。

⑤ 化妆卸妆时不要用力拉扯皮肤，在干燥环境中应及时补充水分，否则皱纹也会增多。

⑥ 强化眼部四周肌肤，可常做眼部运动，比如尽量睁大眼睛，持续几秒钟，徐徐闭上双眼，到上下眼皮快要接触时再睁开，动作要缓和，连续重复五次，一日可数次。

⑦ 注意防晒。在烈日强光下，眼睛要注意防晒，太阳镜是必不可少的。

（2）**涂抹眼霜手法要正确**

涂眼霜时切忌胡乱涂抹，正确的方法是：首先以无名指沾上少许眼霜，用另一手的无名指把眼霜匀开，轻轻地"打印"在眼皮四周，最后以打圈方式按摩 5～6 次即可。

（3）**选择适合自己的眼部保养品**

选择适合自己的眼部保养品，并按照说明使用，才能起到改善眼部症状的效果。否则，只会加快眼部的衰老。

① 眼部精华液：提取自高营养物质并将其浓缩，渗透力较强。白天不适合使用，建议晚上使用，因为晚上易于吸收营养。

② 眼膜：眼膜能在短时间内补充水分，消除疲劳。眼膜使用起来方面快捷，但不可以每天使用。眼膜使用以每周 1～2 次为宜。

③ 眼霜：眼霜的质地较浓稠，有些为乳液状，有些为滋润的霜状，并可相对地改善皱纹。干纹可使用补水型眼霜，比干纹还要深的皱纹就需要用滋润型的。当同时用这三种产品时，使用的顺序是：眼部精华液，眼膜，眼霜。

◉ 眼袋

1. 什么是眼袋

眼袋，就是下眼睑浮肿，由于眼睑皮肤很薄而松弛，很容易发生水肿现象，从而产生眼袋。眼袋的形成有诸多因素，主要是生活习惯和遗传，而且随着年龄的增长愈加明显。一般来讲，成年人，尤其是女性，在25～30岁之间就会生出眼袋。这多半是脂肪堆积的结果。此外，肾脏有病、怀孕期间、睡眠不足或疲劳都会造成眼部体液堆积形成眼袋。再者工作压力大导致长期睡眠不足、经常戴隐形眼镜、卸妆时候动作不够轻柔也有可能引起眼袋。而有些人年纪轻轻眼袋却十分明显，这便是遗传的原因了。

2. 是眼袋还是"卧蚕"

说到眼袋，就不可避免要提起"卧蚕"。"卧蚕"和眼袋看起来很相像，但其实还是不同的。

首先，形状不同。眼袋一般呈三角形，而"卧蚕"则呈椭圆形。

其次，眼袋每时每刻都存在，而"卧蚕"只有在笑起来时才明显。因此"卧蚕"是一种动态美，眼袋则没改变。

"卧蚕"与眼袋最本质的区别就是，"卧蚕"易出现在大眼睛或眼睛略凸的人身上，给人一种格外的亲切感，而且这种眼睛看上去格外的有魅力，其观感与眼袋所带来的憔悴感截然不同。

3. 对抗眼袋毫不留情

① 保证充足的睡眠。临睡之前少喝水，并将枕头适当垫高，让容易堆积在眼睑部的水分通过血液循环而分散。

② 睡前在眼下部皮肤上贴无花果或黄瓜片，同时也可利用木瓜加薄荷浸在热水中制成茶，晾凉后经常涂敷在眼下皮肤上。木瓜茶不仅可更新疲劳的眼睛，而且还有减轻眼下囊袋之功效。

③ 每天润肤时用手朝上击打颜面部位，特别要注意在眼周围软弱的皮肤上重点轻敲。平素应当避免随意地牵拉下眼睑或将其向外过度伸展。

④ 日常饮食中经常咀嚼胡萝卜、芹菜或口香糖等，有利于改善面部肌肤。平时尚须注意常吃些胶体、优质蛋白、动物肝脏及番茄、土豆之类的食物，注意膳食平衡，可对此部位组织细胞的新生提供必要的营养物质，对消除下眼袋也有好处。

⑤ 上、下眼睑常有意识做闭合运动，每日最好坚持做100次以上，使眼睑肌有收缩与放松的感觉，将会延缓眼袋的产生。

◎ 干燥小细纹

干燥小细纹可以算是最常见，也是比较轻微的眼部问题。眼周肌肤的厚度仅有约0.5毫米，加上皮脂腺分布少，肌肤的水分很容易蒸发散失，从而导致眼周肌肤干燥，引起假性纹路。

对于干燥小细纹，只要加强保湿滋润就能改善。但小细纹同时也是初期老化的征兆，如果置之不理，过一段时间就会变成真正的纹路，所以千万不可轻视。

改善小细纹，使用清爽保湿的眼部保养品来滋养眼周肌肤即可。这类眼部保养品重在供眼部肌肤润泽，即使眼部肌肤没有出现问题，也可以作为每天的眼部护理品使用。

附

常用眼周穴位定位及主治

（1）睛明

取穴位置：内眼角之内上方凹陷中，近眶骨内缘外。

主治：一切眼疾，诸如近视、夜盲、目眩等。

（2）攒竹

取穴位置：眉毛内侧端，眶上切迹处。

主治：视物不清，眼病、头痛。

（3）鱼腰

取穴位置：位于眉弓上缘中心点，下对瞳孔。

主治：目红肿、眉棱骨痛。

（4）丝竹空

取穴位置：眉梢外侧略入于眉中凹陷处。

主治：目眩、目赤痛、眉棱骨痛。

（5）瞳子髎

取穴位置：距外眼角处 5 分，眼角纹终止处凹陷中。

主治：头痛、目眩、目赤痛。

（6）球后

取穴位置：眼眶下缘外 1/4 和内 3/4 交点处。

主治：近视、视神经萎缩。

（7）承泣

取穴位置：取坐位两眼平视，在瞳孔直下方，于眶下缘中点眶边缘上方。

主治：视物不清、夜盲、目赤肿疼、流泪。

验光度数、框架眼镜度数与
隐形眼镜度数换算表

验光度数	框架眼镜度数	隐形眼镜度数
−3.75	−375	−3.75（低于 −4.00 无需换算）
−4.00	−400	−3.75
−4.25	−425	−4.00
−4.50	−450	−4.25
−4.75	−475	−4.50
−5.00	−500	−4.75
−5.25	−525	−5.00
−5.50	−550	−5.00
−5.75	−575	−5.25
−6.00	−600	−5.50
−6.25	−625	−5.75
−6.50	−650	−6.00
−6.75	−675	−6.25
−7.00	−700	−6.50
−7.25	−725	−6.50
−7.50	−750	−6.75
−7.75	−775	−7.00

验光度数	框架眼镜度数	隐形眼镜度数
−8.00	−800	−7.25
−8.25	−825	−7.50
−8.50	−850	−7.75
−8.75	−875	−7.75
−9.00	−900	−8.00
−9.25	−925	−8.25
−9.50	−950	−8.50
−9.75	−975	−8.75
−10.00	−1000	−8.75
−10.25	−1025	−9.00
−10.50	−1050	−9.25
−10.75	−1075	−9.50
−11.00	−1100	−9.75
−11.25	−1125	−9.75
−11.50	−1150	−10.00

注1：如果您有 −1.00 以内散光，可将散光度数的二分之一加在验光度数内，再换算成相对应的隐形眼镜度数。例如，近视 −4.50，散光 −1.00，换算后为 −4.75 度。

注2：如果某个近视度数换算后没有对应的隐形眼镜，可以选择偏低最接近的度数。

注3：以上换算公式仅供新配戴用户参考，老用户现所戴度数如果高于以上标准值，已习惯的可照旧。